Bodybuilding
für Frauen

Emmi Wanghofer

Bodybuilding für Frauen

Den Körper formen durch Muskeltraining

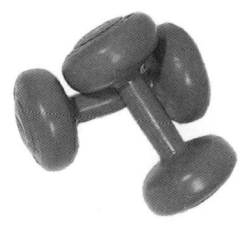

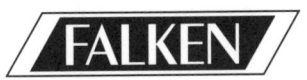

Im FALKEN Verlag sind zahlreiche Bücher zum Thema Sport und Fitneß erschienen. Bitte fragen Sie Ihren Buchhändler.

Die Deutsche Bibliothek – CIP-Einheitsaufnahme

Wanghofer, Emmi:
Bodybuilding für Frauen : den Körper formen durch
Muskeltraining / Emmi Wanghofer. – Niedernhausen/Ts. : FALKEN, 1994
   ISBN 3-8068-1510-0
NE: HST

ISBN 3 8068 1510 0

Reihengestaltung: Zembsch' Werkstatt, München
Umschlaggestaltung: Andreas Jacobsen
Gestaltungskonzeption: Christa Johanna Gramm
Redaktion: Markus Hederer
Titelbild: Jimmy Powell, München
Fotos: Jimmy Powell, München; außer: FALKEN Archiv / E. Gerlach: S. 82 / G. Kienitz: S. 3 / M. Wissing: S. 81
Die Aufnahmen entstanden in den Räumen des Fitness-Studios Klaus Aschober in München.
Zeichnungen: Gerhard Scholz, Dornburg

Die Ratschläge in diesem Buch sind von der Autorin und dem Verlag sorgfältig erwogen und geprüft, dennoch kann eine Garantie nicht übernommen werden. Eine Haftung der Autorin bzw. des Verlags und seiner Beauftragten für Personen-, Sach- und Vermögensschäden ist ausgeschlossen.

Satz: Raasch & Partner GmbH, Neu-Isenburg
Druck: Wiesbadener Graphische Betriebe GmbH, Wiesbaden

817 2635 4453 6271

Inhalt

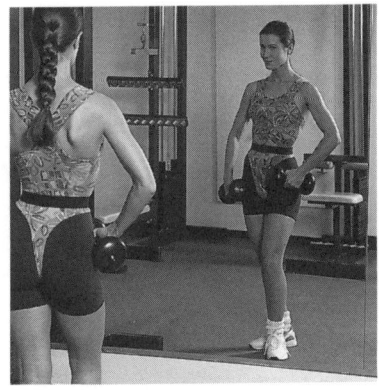

Vorwort

Unsere Gesellschaft legt einerseits so viel Wert auf das äußere Erscheinungsbild, andererseits aber ist sie durch eine oft ungesunde Lebensweise geprägt. Ich will versuchen, Sie für eine Sportart zu begeistern, die Ihnen helfen kann, diesem Dilemma zu begegnen.

Wie viele Frauen bemühen Sie sich, Ihre Figur zu erhalten oder zu verbessern. Denn Sie wissen, daß Ihnen ein guter und leistungsfähiger Körper nicht nur besseres Aussehen beschert, sondern auch mehr Selbstvertrauen und Selbstsicherheit gibt. Dennoch schrecken Sie vielleicht noch vor dem Begriff „Bodybuilding" zurück, da Bodybuilding aufgrund von Unkenntnis oft mit vielen Vorurteilen verbunden ist. Ich möchte Ihnen eine Methode des Körpertrainings näherbringen, die Ihnen zu einem schönen, weiblichen Körper verhilft, der durchtrainiert und leistungsfähig ist. Ich will den Mythos abbauen, daß Bodybuilding unweiblich sei, denn ich sehe nichts weibliches darin, dick, schwach oder zerbrechlich zu sein. Und ich will das Gerücht aus der Welt schaffen, daß Frauen, die regelmäßig mit Gewichten trainieren, zu viele Muskeln aufbauen und dann aussehen wie Männer. Die meisten der deutschsprachigen Bodybuilding-Bücher sind in erster Linie für Männer geschrieben worden. Für den Fall, daß der Autor auch Frauen darin anspricht, reduzieren sich die Informationen in der Regel auf Gewichtsabnahme und Cellulite, wobei die Übungen und Gewichte, die dort vorgeschlagen werden, für das Ziel, das erreicht werden soll, bestimmt nicht ausreichen.

Es wäre schön, wenn es mir gelänge, Ihnen die Scheu vor Eisen und Gewichten zu nehmen und ich Sie überzeugen könnte, daß Bodybuilding das wirksamste Training ist, das ich kenne, um den Körper gezielt zu verändern. Veränderungen, die sich enorm positiv auf Ihr Selbstgefühl, Ihr Bewußtsein und Ihre Aktivität auswirken werden. Es ist mir ein wichtiges Anliegen, keine Illusionen zu wecken, sondern Ihnen bewußt zu machen, daß Sie ernsthaft trainieren müssen, daß Bodybuilding eine gemeinsame Anstrengung von Geist, Körper und Willen ist. Der Erfolg hängt alleine von Ihnen, von Ihrem Einsatz ab. Wenn Sie das verinnerlichen, werden Sie entscheidende Fortschritte erzielen, die Sie zum Weitermachen ermutigen.

Großen Wert habe ich auf die korrekte Ausführung der Übungen gelegt. Mit Hilfe von ausführlichen und präzisen Beschreibungen sowie anschaulichen Fotos können und sollten Sie den richtigen Bewegungsablauf im Detail leicht nachvollziehen. Auf diese Weise finden auch Frauen, die bereits Bodybuilding betreiben, viele wichtige Tips für ihr Training, Trainingspläne, neue Übungen, Variationen für Fortgeschrittene, Hinweise zur richtigen Ernährung und viel, viel Motivation zum Weitermachen.

Grundlagen

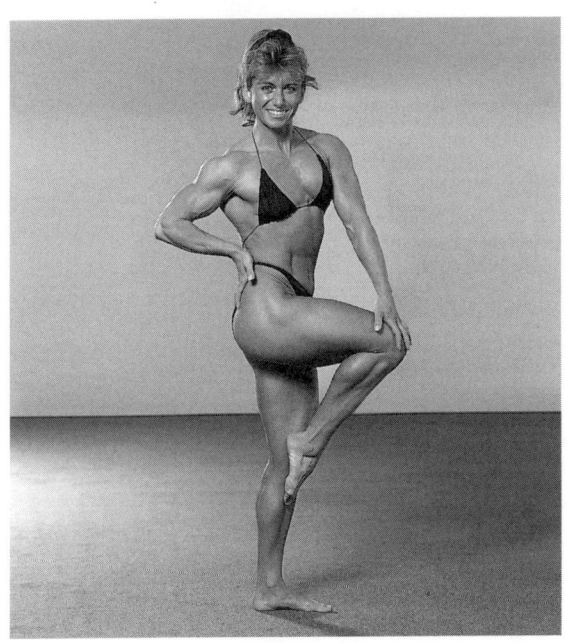

Was ist Bodybuilding?

Bodybuilding fällt unter den Oberbegriff Gewichttraining. Es werden Übungen mit verschiedenen Geräten ausgeführt und dabei mit Hilfe des Bewegungsapparates Widerstände überwunden, durch die die Muskeln in hohem Maße belastet werden. Die Muskulatur reagiert auf diese Mehrbelastung mit Hypertrophie, d. h., Muskelkraft, Muskeltonus und Muskelmasse nehmen zu.

Gewichttraining kann verschiedene Zielsetzungen haben:
- Fitneßsteigerung,
- gezielte Steigerung von Kraft (Krafttraining) in Spezialsportarten,
- Rehabilitationstraining für ein durch vorangegangene Verletzung geschwächtes Körperteil,
- Modellierung des Körpers durch gezielten Fettabbau und Muskelaufbau.

Skelettmuskeln bestehen aus Tausenden von Muskelfasern. Jede Faser wiederum setzt sich aus vielen aneinandergereihten Muskelzellen zusammen. Wird ein Skelettmuskel immer wiederkehrend stärker belastet, als er es üblicherweise gewohnt ist, kommt es zu einer Vergrößerung der Einzelzellen mit einer Vermehrung der für die Zelle funktionell wichtigen Zellsubstanz. Die Zelle kann besser versorgt werden, und sie wird leistungsfähiger. Eine Zellvermehrung tritt allerdings nicht ein.

Wie schon oben erwähnt, ist der Trainingseffekt des Bodybuildings auf die Muskulatur ein dreifacher:

1. Die Muskelkraft nimmt zu. Ihre Muskulatur wird leistungsfähiger und kann höhere Widerstände längere Zeit überwinden.

2. Der Muskeltonus, die Grundspannung eines Muskels, erhöht sich. Der Muskel selbst und auch das ihn umgebende Gewebe straffen sich.

3. Die Muskelmasse nimmt bei Frauen je nach Trainingsintensität zu.

Training im Studio

Wenn Sie sich dafür entschieden haben, in einem Studio zu trainieren, sollten Sie eines in Ihrer Nähe wählen, das Sie ohne großen Aufwand erreichen können. Natürlich müssen Sie sich auch in dessen Atmosphäre wohl fühlen und sich mit den anderen Teilnehmern dort verstehen. Die Wahl des richtigen Studios ist sehr wichtig, denn eine positive Einstellung zum Training kann durch negative Umgebung zunichte gemacht werden. Von Bedeutung ist auch, daß Sie mit Leuten trainieren, die den Sport ernsthaft betreiben. Meiden Sie Gäste, die ständig nur einen Grund suchen, das Training zu unterbrechen. Ein gutes Studio und der Einsatz und der Erfolg Ihrer Trainingspartner wird Sie anspornen und motivieren.

Wichtige Begriffe für das Training:
Wiederholung: Darunter versteht man den kompletten Bewegungsablauf einer Übung. Beispielsweise Bankdrücken mit der Langhantel: Sie halten die Langhantel mit gestreckten Armen über Ihrer Brust, lassen sie dann langsam herunter, bis sie Ihre Brust berührt, und drücken sie wieder hoch in die Startposition, bis Ihre Arme gestreckt sind.

Satz: Mehrere Wiederholungen hintereinander – meist acht bis zwölf –, ohne zwischendurch das Gewicht abzusetzen, nennt man einen Satz. Beim Bodybuilding werden von einer Übung mehrere Sätze durchgeführt, jeweils unterbrochen von einer kleinen Pause zur Erholung.

Pause: Die Pausen zwischen den Sätzen braucht der Körper, um Kraft für die nächste Anstrengung zu sammeln. Die Pausen dürfen normalerweise nicht länger als zwei Minuten dauern, bei kleinen Muskelgruppen sogar nur eine Minute. Falls die Pausen zu lang sind, kühlen die Muskeln ab, und das Verletzungsrisiko steigt.

wann es für Sie am günstigsten ist. Sie müssen selbst herausfinden, welche Zeit Ihnen am besten liegt. Untersuchungen haben gezeigt, daß regelmäßiges Trainieren zur gleichen Uhrzeit dazu führt, daß Körper und Geist immer zu dieser Stunde besonders leistungsbereit und leistungsfähig sind. Wenn es folglich für Sie möglich ist, dann trainieren Sie immer zur selben Tageszeit, damit sich Ihr Körper darauf einstellen kann.

Richtige Häufigkeit und Tageszeit des Trainings

Es ist unvernünftig, sich vorzunehmen, von nun an jeden Tag eine Stunde zu trainieren, wenn man vollkommen untrainiert ist und sozusagen bei Null beginnt. Bleiben Sie deshalb in Ihren Zielen realistisch. Stecken Sie sie nicht zu niedrig, aber bringen Sie sich auch nicht in eine Lage, die Sie nicht meistern können. Dreimal in der Woche sollten Sie trainieren. Dabei müssen Sie darauf achten, daß zwischen den Trainingstagen ein Tag Pause liegt, damit sich die Muskulatur vollständig erholen und wachsen kann. Ein guter Trainingszyklus wäre beispielsweise Training am Montag, Mittwoch und Freitag mit Ruhepausen am Dienstag, Donnerstag und am Wochenende.
Zu welcher Tageszeit Sie trainieren, hängt natürlich vor allem davon ab,

Die richtige Atmung

Vermeiden Sie während der Durchführung einer Übung unbedingt die Preßatmung, also das Anhalten des Atems. Das kann gefährlich werden, da unter Umständen der Blutstrom zum und vom Gehirn durch den entstehenden Druck auf die Blut-

Während der Kraftanstrengung ausatmen

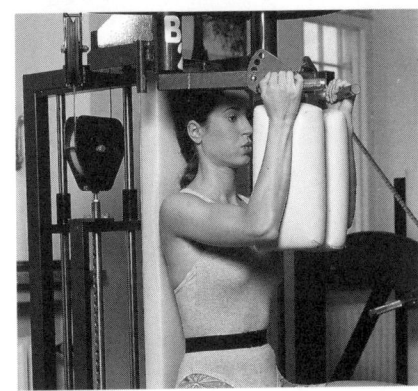

gefäße eingeschränkt wird. Sie müssen während einer Übung gleichmäßig atmen, und zwar atmen Sie bei der Kraftanstrengung, wenn Sie ein Gewicht hochheben, hochziehen oder heranziehen, aus, bei der gegenläufigen Bewegung atmen Sie ein.

Der Aufbau einer Trainingseinheit

Eine Trainingseinheit ist immer in drei Abschnitte unterteilt. Der erste Teil, eine etwa zehn- bis fünfzehnminütige Aufwärmphase, bereitet Ihren Körper auf die bald von ihm geforderte Leistung vor. Das Aufwärmen ist unerläßlich, denn Sie können von Ihrem Körper nicht erwarten, daß er unaufgewärmt maximale Leistungsfähigkeit entwickelt. Das wäre nicht nur unüberlegt, sondern auch gefährlich und gesundheitsschädlich. Ihrem Auto muten Sie schließlich im kalten Zustand auch keinen Vollgasstart zu. In der zweiten, der Hauptphase, trainieren Sie dann gezielt mit Gewichten bestimmte Muskelgruppen. Es hilft Ihnen bestimmt, wenn Sie sich dabei an einen Trainingsplan halten und etwa eine Stunde dafür einplanen. Im dritten Teil, der sogenannten Ausklangs- oder Cool down-Phase, lassen Sie Ihren Körper durch Dehnungs- und Entspannungsübungen langsam zur Ruhe kommen. Atmung und Pulsfrequenz normalisieren sich wieder, und Sie fühlen sich erholt und ausgeglichen.

Aufwärmen

Zahlreiche Gründe sprechen dafür, daß das Bodybuildingtraining, wie bei jeder anderen Sportart auch, mit konsequentem Aufwärmen beginnt. Durch die Aufwärmarbeit kommt es zu verstärkter Blutzirkulation im Körper, die Temperatur der Muskulatur und der übrigen Organe steigt an, die Sauerstoffversorgung wird erhöht, Stoffwechselprozesse einschließlich der Energiebereitstellung laufen schneller ab. Der ganze Körper wird auf Leistung umgeschaltet. Es läßt sich daraus leicht ableiten, daß ein erwärmter Muskel kräftiger ist und schneller kontrahiert als ein nicht aufgewärmter Muskel.

Aufwärmen ist unerläßlich

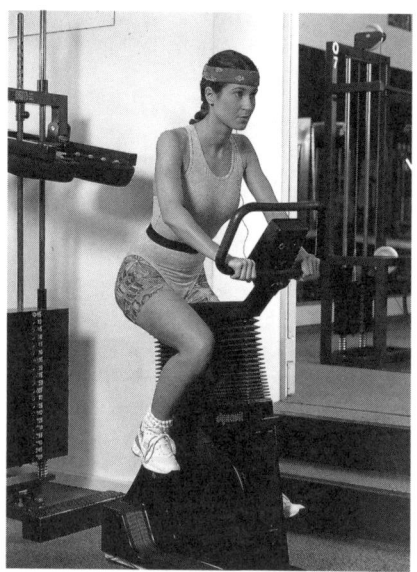

Die Verletzungsgefahr wird deutlich vermindert, denn die Erwärmung erhöht die Elastizität der Muskeln, Sehnen und Bänder, wodurch die Wahrscheinlichkeit des Reißens, Zerrens oder Überdehnens erheblich herabgesetzt wird. Der Körper ist gegen Verletzungen besser geschützt. Außerdem haben Untersuchungen gezeigt, daß durch richtiges Aufwärmen die neuromuskuläre Koordination präziser wird. Mit anderen Worten, wenn Ihr Körper gut aufgewärmt ist, verbessert sich die Genauigkeit Ihrer Bewegungen und deren Koordination entscheidend.

Sie sollten etwa zehn bis fünfzehn Minuten fürs Aufwärmen verwenden. Die meisten Studios verfügen über Geräte, die Sie speziell dafür verwenden können. Das kann ein Fahrrad sein, ein Laufband, ein Rudergerät, Geräte, die Treppensteigen simulieren, o. ä. Meist sind diese Apparate computergesteuert, und Sie können verschiedene Programme eingeben, abgestimmt auf Ihren individuellen Trainingszustand, was die Sache abwechslungsreicher und interessanter macht.

Nachdem Sie Ihren Körper nun etwas in Schwung gebracht haben und Ihre Atem- und Pulsfrequenz leicht erhöht ist, schließen Sie das Aufwärmen mit einigen Dehnungsübungen ab. Erst jetzt sind Sie gut vorbereitet und können mit der ersten Übung Ihres Bodybuildingprogramms beginnen.

Dehnen

Die Wichtigkeit des Dehnens der Muskulatur sollten Sie gerade im Bodybuilding nicht unterschätzen. Es gibt genügend überzeugende Argumente, weshalb Sie auf keinen Fall darauf verzichten dürfen und auch unabhängig von Ihren Trainingseinheiten, beispielsweise zu Hause, Dehnungsübungen machen sollten:

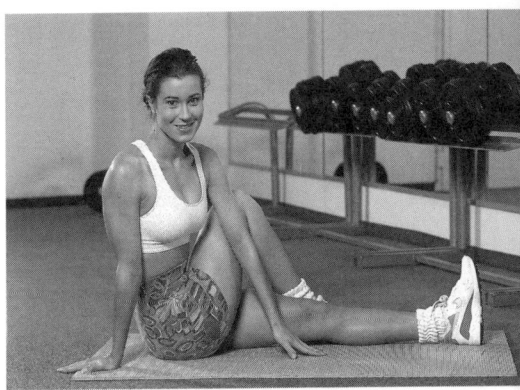

Dehnen fördert die Elastizität von Muskeln, Bändern und Sehnen

1. Dehnen fördert den Aufbau des Muskels, denn ein Muskel wird sich nur dann voll entwickeln, wenn er über seine gesamte Bewegungslänge trainiert werden kann. Deshalb sollten Sie auch während Ihrer Trainingseinheit, zwischen den einzelnen Sätzen, regelmäßig die zuvor trainierte Muskelgruppe dehnen. Auf diese Weise beschleunigen Sie auch die Regeneration.

2. Dehnen beugt Verletzungen vor. Die meisten Sportverletzungen entstehen entweder durch ein stumpfes Trauma oder durch plötzliches Überdehnen von Muskeln, Bändern und Sehnen. Gerade letzteres können Sie durch gezielte Dehnungsübungen verhindern, die die Elastizität dieser Gewebe erhöhen.

3. Dehnen nach dem Training in der Ausklangsphase, dem Cool down, beugt Muskelkater vor und hilft dem Körper, sich schneller und besser zu erholen.

Richtig trainieren

Ein entscheidender Aspekt beim Bodybuilding ist die jeweils richtige Körperhaltung und die richtige Ausführung der Übung. Nur bei einer korrekt ausgeführten Bewegung werden die arbeitenden Muskeln optimal beansprucht, und Sie trainieren effektiv. Außerdem schützt Sie die korrekte Körperhaltung vor Verletzungen.

Achten Sie darauf, daß Sie wirklich nur die Muskelgruppen belasten, die mit einer bestimmten Übung trainiert werden sollen. Wenn Sie zusätzliche Muskeln einsetzen, geht ein wesentlicher Teil der Effektivität verloren. Mit fortschreitendem Trainingszustand verbessert sich Ihr Bewegungsempfinden, und Sie können immer besser kontrollieren, welcher Muskel arbeitet. Lesen Sie sich die Anweisungen zu den Übungen und die Tips genau

durch. Führen Sie die Übung zuerst ohne Gewicht aus, bis Sie sicher sind, daß Sie den Bewegungsablauf beherrschen. Stellen Sie sich vor einen Spiegel, damit Sie sich besser kontrollieren können. Sie sollten immer genau wissen, welche Muskeln Sie mit einer Übung trainieren und sich exakt darauf konzentrieren. Denken Sie an Ihren Bizeps, versuchen Sie ihn zu spüren, wenn Sie ihn trainieren. Nur so entwickeln Sie ein Gefühl für Ihre Muskulatur. Sie werden lernen zu empfinden, ob sich, wie beabsichtigt, nur der Bizeps kontrahiert oder ob auch beispielsweise der Trizeps mit im Spiel ist.

Von enormer Bedeutung ist es obendrein, die Übung so auszuführen, daß Sie den größtmöglichen Bewegungsumfang ausnutzen. Von der vollen Dehnung bis zur vollen Kontraktion wird der Muskel wesentlich effektiver trainiert als bei einer statt dessen verkürzten Bewegung.

Vollziehen Sie die Bewegung im Zweifelsfall eher zu langsam als zu schnell, und holen Sie vor allem keinen Schwung. Die Negativbewegung, beispielsweise wenn Sie beim Bizepscurl (S. 62) die Arme strecken, darf nicht schneller sein, als die Positivbewegung, das Beugen der Arme. Kosten Sie die Negativbewegung voll aus, das Training gewinnt dadurch sehr viel Effektivität.

Zwischen den einzelnen Wiederholungen eines Satzes legen Sie keine Pausen ein, sondern Sie führen die Wiederholungen zügig hintereinander durch. Erst wenn Sie die geplante

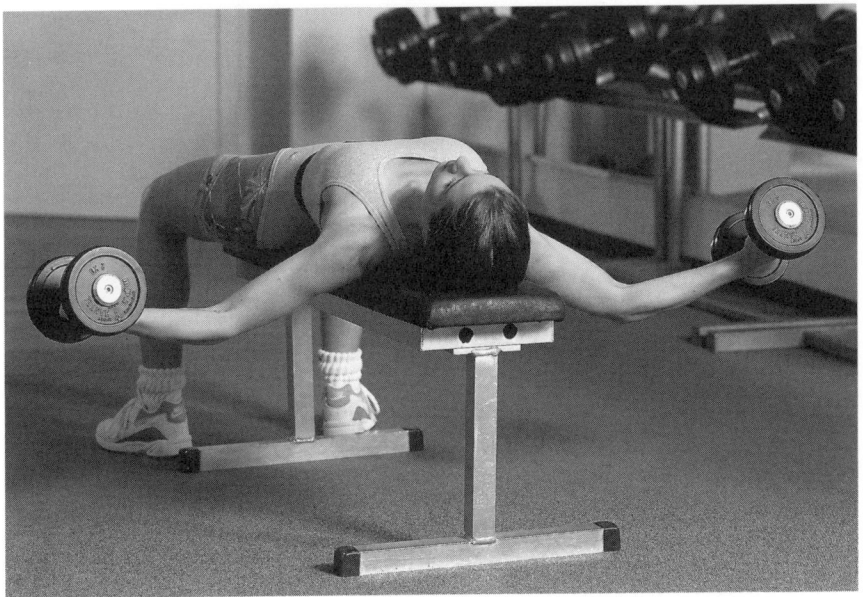

Nutzen Sie bei jeder Übung den größtmöglichen Bewegungsumfang

Wiederholungszahl erreicht haben, machen Sie vor dem nächsten Satz eine kurze Pause von ein bis zwei Minuten.

Zu den Gewichten und Wiederholungen: Beginnen Sie mit einer relativ leichten Auflage, und arbeiten Sie sich langsam hoch, bis Sie das Gewicht gefunden haben, mit dem Sie gerade so acht bis zwölf Wiederholungen schaffen. Im wesentlichen ist das Trainieren eine Frage der Einstellung und der Konzentration. Wenn Sie sich wirklich auf die Muskelgruppe konzentrieren, die trainiert werden soll, und Sie die Übung präzise ausführen, können Sie mit einem nicht allzu schweren Gewicht optimale Ergeb-

nisse erzielen. Machen Sie es sich aber nicht zu leicht. Sie sollten schon etwas ins Schwitzen kommen und auch an den Punkt gelangen, an dem Sie das Gefühl haben, keine weitere Wiederholung mehr schaffen zu können. Das ist natürlich auch eine Frage der Erfahrung, und wenn Sie mit Bodybuilding beginnen, wird es wahrscheinlich ein paar Wochen dauern, bis Sie spüren, wo diese Grenze liegt. Aber tasten Sie sich immer ein kleines Stückchen weiter vor, und hören Sie nicht sofort auf, wenn Sie meinen, es ginge nicht mehr. Sie werden mit der Zeit lernen, sich dieser Schmerzgrenze anzunähern und diesen Schmerz zudem als positiv erkennen, da er ein Signal Wachstum und Fortschritt ist. Wichtig aber bleibt, daß Sie die Übung korrekt ausführen.

Wenn Sie mit Bodybuilding beginnen, sind drei Sätze von jeder Übung mit durchschnittlich zehn Wiederholungen das richtige Maß. Sie sollten aber danach spüren, daß Sie den Muskel trainiert haben, sonst war das Gewicht zu leicht oder die Bewegung falsch ausgeführt.

Wenn Sie die Grundübungen beherrschen, können Sie das Training Ihren individuellen Bedürfnissen anpassen. Sie wissen bestimmt selbst, ob Sie Ihre Beine mehr trainieren müssen als die Brust oder den Rücken. In diesem Fall steigern Sie den entsprechenden Teil Ihres Trainingsprogramms auf vier oder fünf Sätze pro Übung. Sie dürfen aber keine Körperpartie vernachlässigen und sich etwa nur auf einen Bereich konzentrieren. Ein Körper ist vor allem dann ästhetisch, wenn er gleichmäßig proportioniert und ausgewogen ist. Und dazu gehören beispielsweise auch schön geformte Arme und Schultern.

Was spricht für Bodybuilding?

N un, aus meiner Sicht fast alles. Aber natürlich hat jede Medaille zwei Seiten, und so lassen sich auch Argumente gegen Bodybuilding finden. Beispielsweise wird es oft als langweilig und monoton bezeichnet. Auch die Begründung „Ich mache lie-

ber Sport im Freien" oder „Für mich ist nur eine Ausdauersportart wichtig" hört man oft. Bei näherer Betrachtung aber stellt sich heraus, daß keiner dieser Sätze stichhaltig verlangt, auf Bodybuilding zu verzichten. Vielmehr sind sie Ausdruck eines bestimmten Geschmacks – und über den läßt sich bekanntlich streiten. Zu behaupten, Training mit Gewichten wirke sich in irgendeiner Weise negativ aus, entspräche, sofern man richtig trainiert, sicherlich nicht der Wahrheit.

Die Vorteile, die Bodybuilding hingegen bietet, sind erheblich.

1. Sie sind unabhängig von einem Partner, von einer Mannschaft oder von irgendwelchen festen Trainingszeiten. Sie können trainieren, wann Sie Zeit und Lust dazu haben. Studios sind meist jeden Tag geöffnet, von morgens bis abends.

2. Mit Bodybuilding können Sie gezielt spezielle Körperpartien trainieren und auf diese Weise Ihre Problemzonen bearbeiten.

3. Wenn Sie sich ausgewogen und gesund ernähren und regelmäßig trainieren, werden Sie mit Ihrem Körpergewicht keine Probleme mehr haben.

4. Durch Bodybuilding nimmt nicht nur Ihre Muskelkraft zu, sondern auch Ihre Beweglichkeit und Ihre Schnelligkeit verbessern sich. Wenn Sie nebenbei noch andere Sportarten betreiben wie Skifahren oder

Tennisspielen, werden Sie sehr schnell merken, wie positiv sich das Krafttraining selbst darauf auswirkt. Ihre Fitneß macht rundum Fortschritte.

5. Beim Bodybuilding werden auch Herz, Gefäßsystem und Lungen belastet, so daß auch Ihre Ausdauer – nicht zuletzt durch das Aufwärmprogramm – trainiert wird. Ihr Körper wird stärker durchblutet, Ihre Organe arbeiten besser.

6. Ihre natürliche Widerstandsfähigkeit gegen Krankheiten erhöht sich.

7. Bodybuilding baut Streß und Aggressionen ab.

8. Bodybuilding ist gut für Ihr psychisches Wohlbefinden.

Körper und Geist

Beim Trainieren mit Gewichten werden Sie nicht nur kräftiger und leistungsfähiger, sondern auch Ihr Selbstwertgefühl verändert sich. Sie verbessern nicht nur Ihr Aussehen, wenn Sie sich in Form bringen, sondern Sie erweitern auch Ihr Bewußtsein und werden geistig reger. Die Entwicklung des Breitensports in unserer Gesellschaft ist sicherlich erfreulich, trotzdem ist unsere Einstellung zu unserem Körper immer noch eher negativ. Wir stufen ihn niedriger ein als unseren Geist, und wir haben deshalb noch nicht einmal begonnen, sein Potential, was er zu leisten vermag und was wir damit erreichen können, auszuloten, geschweige denn auszunutzen. Der Geist ist ein Bestandteil des Körpers, und die Einheit eines gesunden Geistes in einem gesunden Körper war schon immer ein hohes Ideal. Wenn der Geist optimal funktionieren soll, brauchen wir also auch ein gewisses Maß an körperlicher Bewegung.

Gibt es einen Grund, den Körper verkommen zu lassen? Sie müssen nicht das geringste Quentchen Ihres Intellekts opfern, wenn Sie Ihren Körper in einen besseren Zustand bringen. Um ein Optimum an körperlicher Empfindsamkeit, Leistungsfähigkeit, Energie und Vitalität zu erreichen, ist es notwendig, daß Sie eine Ebene erreichen, auf der Ihre Reaktionen und Instinkte scharf und klar sind. Ein kräftiger Körper mindert Ihre Intelligenz auf keinen Fall, sondern ist ihr im Gegenteil nur zuträglich.

Als Effekt des Trainings werden Sie über wesentlich mehr Energie verfügen. Sie werden sich nicht erschöpft, sondern tatkräftiger fühlen. Die gesteigerte Vitalität bringt den Umstand mit sich, daß Sie insgesamt weniger Schlaf brauchen. Wahrscheinlich werden Sie auch feststellen, daß sich Ihr Appetit reguliert. Und weil Trainieren Spannungen und Aggressionen abbaut, werden Sie auch besserer Stimmung sein. Die körperliche Ertüchtigung vermittelt Ihnen das gute Gefühl, etwas zu leisten, etwas zu tun, das Ergebnisse bringt.

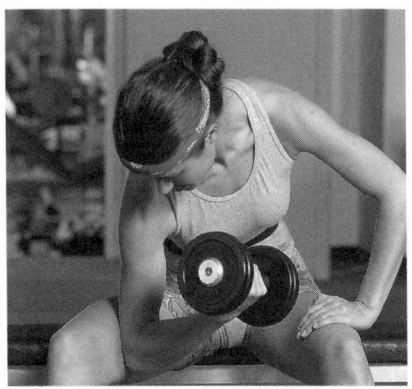

Konzentrieren Sie sich vollkommen

sich während der Übung konzentrieren und in welche Partien Sie Ihre Kraft steuern. Diese Abschnitte werden dann vorwiegend trainiert. Konzentrieren Sie sich jedoch bei der Übung nicht, wird automatisch der kräftigere Teil Ihres Körpers die Hauptbelastung übernehmen, und Ihre Schwachstellen werden nur zum geringeren Teil mitbelastet.

Sie sehen, Bodybuilding ist vom Kopf her steuerbar, Sie sind diejenige, die den Erfolg in der Hand hat.

Sehen Sie das Training stets als etwas Positives. Bringen Sie es immer nur mit seinen Vorteilen in Zusammenhang, nie mit Arbeit, Anstrengung oder der Zeit, die es beansprucht. Das positive Denken wird Ihr Training um vieles effektiver machen.

Wenn Sie das Studio betreten und mit den Übungen beginnen, sollten Sie sich vollkommen darauf konzentrieren. Lassen Sie Ihre Gedanken nicht umherschweifen, befassen Sie sich nicht mit irgendwelchen Problemen, sondern schalten Sie ab.

Empfinden Sie bei den einzelnen Übungen immer den Muskel, den Sie gerade trainieren. Fühlen Sie, wie er kontrahiert und wieder erschlafft. Konzentration ist grundlegend für den Erfolg im Bodybuilding. Sie können beispielsweise Kniebeugen so trainieren, daß entweder verstärkt Ihre Gesäßmuskulatur oder überwiegend Ihre Oberschenkelmuskulatur belastet wird. Es kommt darauf an, worauf Sie

Frauen und Bodybuilding

Die Geschlechtszugehörigkeit ist heutzutage eigentlich kein Faktor mehr, der irgendeine sportliche Betätigung von vornherein ausschlösse. Diese Schranken sind gefallen. Warum sollten Sie sich also längst überholte Beschränkungen auferlegen, wenn Sie etwas gefunden haben, was Ihnen gefällt. Lassen Sie sich von niemandem einreden, Sie dürften kein Bodybuilding betreiben, weil Sie eine Frau sind. Hören Sie nicht auf Leute, die sagen, Bodybuilding sei unweiblich. Was bestimmt denn Ihre Weiblichkeit?

Bei nur wenigen Frauen verändert sich der Körper so sehr, daß die trainierten Muskeln im entspannten Zustand besonders wahrnehmbar wären. Sie brauchen sich keine Gedanken darüber zu machen, daß Sie zu massig werden und Ihre Muskulatur auffällt. Wenn Sie als Frau beispielsweise Ihren Armbizeps trainieren, wird dieser zwar fester und durch den Umstand, daß Sie mit der Zeit Fett abbauen, auch besser sichtbar, aber er wird nicht wesentlich an Umfang zunehmen. Denn richtig dicke Muskulatur aufzubauen, ist ein harter Job, der mit wesentlich mehr Einsatz als mit drei- bis viermal Training in der Woche verbunden ist. Sie werden durch Bodybuilding vielmehr schlanker werden, ohne Hungerdiäten halten zu müssen. Ihre Körperhaltung wird sich verändern, und Sie werden sich einfach besser fühlen und besser – weiblicher – aussehen.

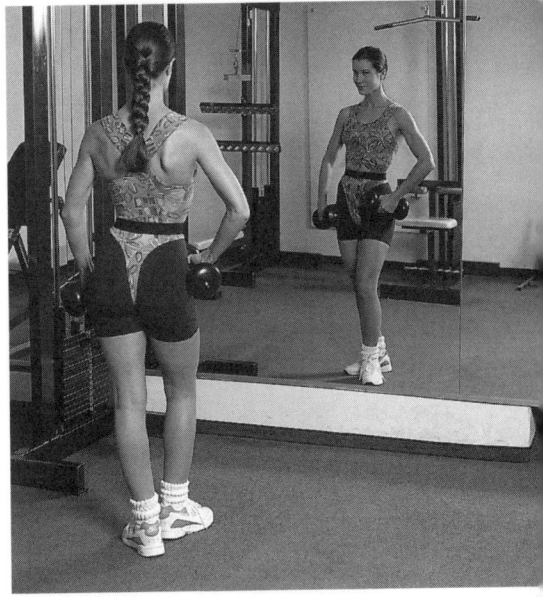

Bodybuilding ist nicht unweiblich

Kraft, Ausdauer und besondere Leistungsfähigkeit sind keine für den Mann reservierten Attribute mehr. Sie sind der Frau genauso zu eigen. Es ist sogar eine Tatsache, daß Frauen im Durchschnitt sehr viel mehr Schmerzen ertragen können und sehr viel mehr Zähigkeit besitzen als Männer. Sie müssen diese Fähigkeiten, die in Ihrem Körper schlummern, nur fördern und sich zunutze machen.

Bei Frauen, die Probleme mit der Menstruation haben, wirkt sich körperliche Betätigung nur positiv aus. Gerade jüngere, die an starken Schmerzen während der Menstruation leiden, erfahren durch regelmäßiges körperliches Training eine spürbare Erleichterung.

Wenn Sie schon längere Zeit mit Gewichten trainiert haben und daran gewöhnt sind, müssen Sie auch im Falle einer Schwangerschaft nicht sofort damit aufhören. Es gibt Athletinnen, die teilweise bis zum siebten Monat weitertrainiert haben, ohne daß sie oder das werdende Kind dadurch negativ beeinflußt worden wäre.

Eine Frau, die in guter körperlicher Verfassung ist, hat normalerweise mit Schwangerschaft und Geburt weniger Probleme als Untrainierte. Sie regeneriert nach der Geburt schneller und büßt nichts von ihrer körperlichen Attraktivität ein. Probleme mit Übergewicht nach der Schwangerschaft kennt sie kaum, da sie von Grund auf schon an eine gewisse Selbstdisziplin und Selbstkontrolle gewöhnt ist.

Über Cellulitis

Cellulitis ist keine Krankheit und keine Entzündung, sondern eine im Bereich der Oberschenkel und des Gesäßes auftretende Veränderung des subkutanen Fettgewebes. Wenn die Haut zusammengeschoben wird, entsteht das „Orangenhautphänomen". Davon betroffen sind vor allem Frauen, da sie dazu neigen, übermäßig Fett an Hüfte und Oberschenkel anzusetzen. Dies ist genetisch bedingt und wird durch die spezifischen Hormone zusätzlich unterstützt. Es hat seinen Grund in dem Umstand, daß bei einer Schwangerschaft die Organe der Frau und der ungeborene Fetus durch die Fettschicht besser geschützt sind. Im Notfall könnte dieses Fett als Energiequelle dienen. Cellulitis, richtiger eigentlich Cellulite, entsteht aber erst dann, wenn das Bindegewebe, das als Halt für große Gruppen von Fettzellen dient, mit zunehmendem Alter an Elastizität verliert. Frauen, die unter Cellulite leiden, wissen, wie schwer es ist, diese Erscheinung in den Griff zu bekommen. Es gibt leider keine leichte und schnelle Art und Weise, sie loszuwerden. Gewichtsabnahme, körperliches Training und richtige Ernährung sind der einzige Weg zum Erfolg. Spezielle Cremes, Umschläge und ähnliches können, wenn überhaupt, hier nur unterstützend wirken.

Die effektivste Maßnahme gegen Cellulite ist Bodybuilding in Verbindung mit einem wohldosierten Ausdauertraining. Durch das Ausdauertraining (bei einer Pulsfrequenz von etwa 130 bis 150 Schlägen in der Minute mindestens 30 Minuten ohne Unterbrechung z. B. Laufen) verbrennen Sie Depotfett und verkleinern dadurch die Depotfettzellen. Bodybuilding erhöht Ihren Muskeltonus und strafft das Gewebe insgesamt. Sie dürfen allerdings auch vom Bodybuilding keine Wunder erwarten. Wie gesagt, eine schnelle und einfache Methode gibt es nicht. Nur regelmäßiges und hartes Training wird Sie zum Erfolg führen.

Die Übungen

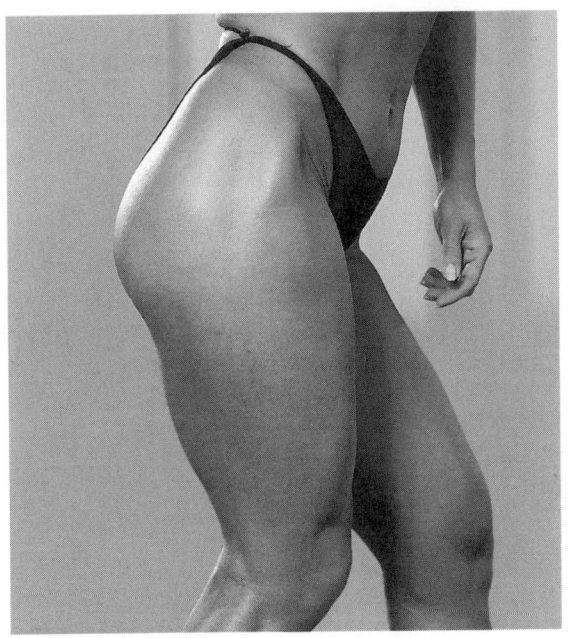

Oberschenkel und Gesäß

Selbst wenn Sie sich nicht speziell sportlich betätigen, wird Ihre Beinmuskulatur viel beansprucht: beim alltäglichen Gehen, beim Treppensteigen, beim Laufen. Die Muskulatur der Beine ist von ihrer Struktur her für lang anhaltende Belastungen (Kraftausdauer) geschaffen und reagiert deshalb auf Trainingsreize nicht so rasch mit Dickenwachstum. Sie werden wahrscheinlich schon gemerkt ha-

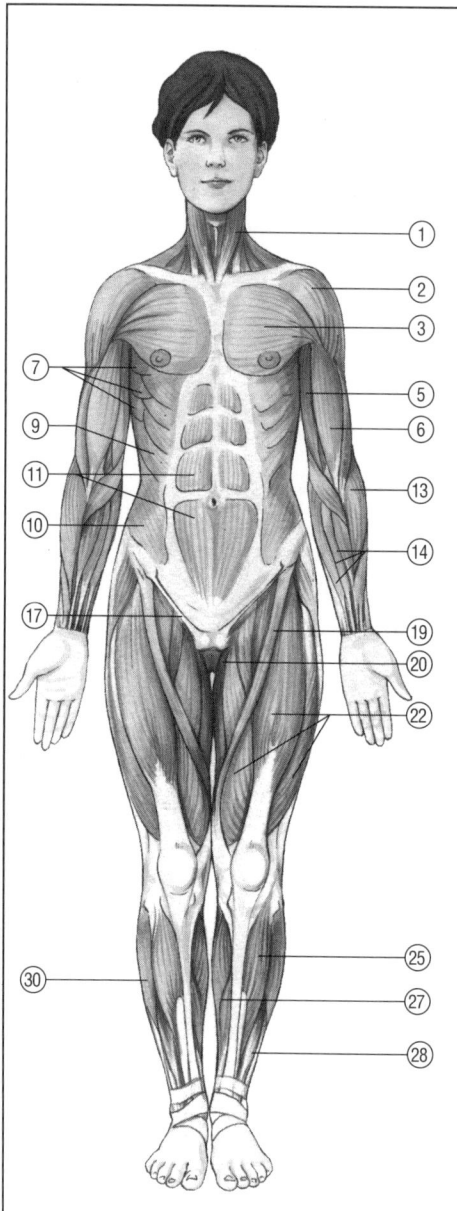

Die wichtigsten Muskeln des Menschen

1. Kopfwender
2. Deltamuskel
3. großer Brustmuskel
4. Trapezmuskel (Kapuzenmuskel)
5. dreiköpfiger Armmuskel (Trizeps)
6. zweiköpfiger Armmuskel (Bizeps)
7. vorderer Sägemuskel
8. breiter Rückenmuskel
9. äußerer schräger Bauchmuskel
10. querer Bauchmuskel
11. gerader Bauchmuskel
12. Hand- und Fingerstrecker
13. Oberarmspeichenmuskel
14. Hand- und Fingerbeuger
15. Abduktoren
16. großer Gesäßmuskel
17. Leistenband
18. Lenden-Rücken-Band
19. Schneidermuskel
20. Adduktoren
21. zweiköpfiger Schenkelmuskel
22. vierköpfiger Oberschenkelmuskel
23. Halbsehnenmuskel
24. Plattsehnenmuskel
25. vorderer Schienbeinmuskel
26. Zwillingswadenmuskel
27. Schollenmuskel
28. Zehenstrecker
29. Achillessehne
30. langer Wadenmuskel

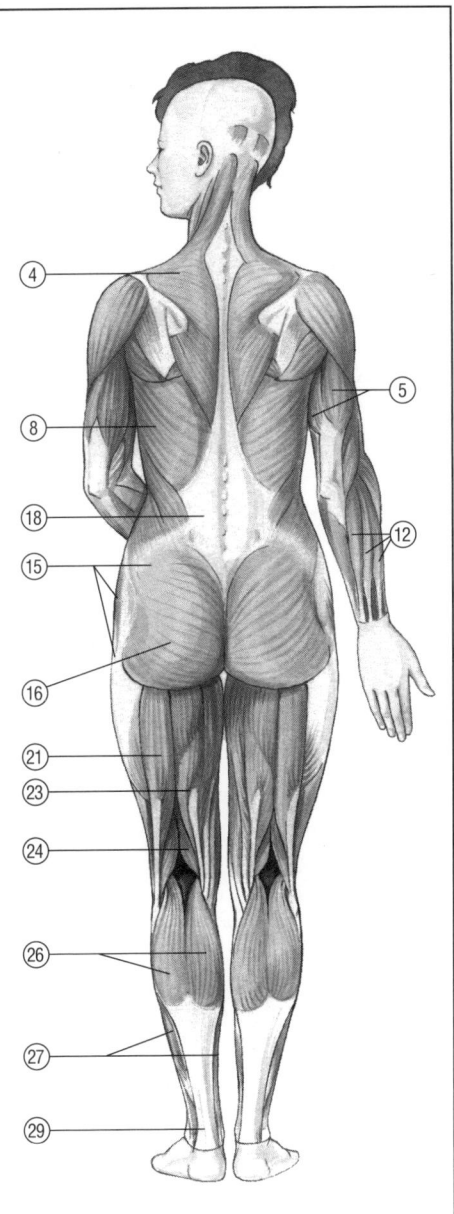

ben, daß sich beispielsweise eine wöchentliche Gymnastikstunde kaum auf Ihre Beinmuskulatur oder auf Ihre Problemstellen in diesem Bereich auswirkt. Das liegt einerseits an dem Umstand, daß einmal Training in der Woche ein bißchen wenig ist, andererseits sind bei vielen Menschen die Oberschenkel- und Wadenmuskeln „sture" Muskeln, die sich nicht so leicht entwickeln. Gerade große Menschen tun sich beim Training der Beine besonders schwer. Es dauert wesentlich länger, bis sie zu einem sichtbaren Erfolg kommen.

Sie müssen gezielt, konzentriert und ausdauernd trainieren und dabei dem Muskel ständig neue Trainingsreize liefern. Bodybuilding ist, wie bereits erwähnt, gerade für Frauen eine der besten Sportarten, um die Problemzonen an den Oberschenkeln in den Griff zu bekommen. Jedoch geht es beim Bodybuilding nicht nur um die Problemzonen, sondern vielmehr um die Ausgewogenheit des ganzen Körpers. Da die Beine einen wesentlichen Anteil der Gesamtmuskulatur des Körpers ausmachen und damit das Gegengewicht zum Oberkörper darstellen, ist ihre Entwicklung für die Harmonie des ganzen Körpers von ausschlaggebender Bedeutung. Und noch ein Hinweis für die Frauen, die stets Angst davor haben, daß sie zu dicke Muskeln bekommen: Ein Bein ist nicht dann schön, wenn es möglichst dünn, sondern wenn die Muskulatur gut ausgeformt und straff ist. Die wichtigsten Muskeln des Oberschenkels und des Gesäßes:

■ Der vierköpfige Oberschenkelmuskel (Musculus quadriceps femoris), der den größten Teil der Oberschenkelvorderseite bildet. Seine Hauptfunktion ist, das Kniegelenk aus der gebeugten Stellung zu strecken.

■ Der zweiköpfige Schenkelmuskel (Musculus biceps femoris) an der Rückseite des Oberschenkels. Seine Hauptfunktion ist der des Quadrizeps entgegengesetzt. Er beugt das Bein im Kniegelenk.

■ Der große Gesäßmuskel (Musculus glutaeus maximus), dessen Funktion die Rückführung des Beines beim Gehen und Steigen ist. Außerdem richtet er die Hüfte aus gebeugter Stellung auf und ist für die aufrechte Haltung des Körpers unabdingbar. Nur beim Menschen kommt dieser Muskel deshalb in dieser Stärke vor.

■ Die Beinadduktoren, die sich noch an der Innenseite der Oberschenkel befinden, führen die gespreizten Beine wieder zusammen.

■ Die Beinabduktoren, an der Außenseite zwischen Hüfte und Oberschenkelknochen plaziert, spreizen die Beine.

Kniebeuge

Diese Übung ist grundlegend und zum Training der vorderen Oberschenkelmuskulatur (Quadriceps femoris) unübertroffen, da sie deren optimale Belastung gestattet. Daneben beansprucht sie auch in nicht unerheblichem Maße den Beinbizeps, die Gesäß-, die Waden-, die obere und untere Rückenmuskulatur und die Bauchmuskeln. Sie werden bei der Ausführung der Übung zudem feststellen, daß aufgrund der vielen beteiligten Muskeln Ihr Herz-Kreislauf-System belastet wird und Sie auf diese Weise Ihre Ausdauer mittrainieren.

Ausführung: Nehmen Sie eine Langhantel auf die Schultern und halten Sie die Hantelstange mit beiden Händen so fest, daß sie bequem aufliegt. Falls die Stange im Rücken etwas schmerzt, können Sie ein Handtuch darumwickeln und so ein Polster zwischen dem Eisen und Ihrem Körper schaffen.

Plazieren Sie Ihre Füße maximal schulterbreit auseinander, wobei Ihre Fußspitzen leicht nach außen zeigen. Stehen Sie aufrecht, und spannen Sie Ihre Rücken- und Bauchmuskulatur an, so daß Sie auf keinen Fall in eine Hohlkreuzposition fallen. Richten Sie Ihren Blick geradeaus auf einen Punkt in Schulterhöhe und fixieren Sie diesen Punkt während der gesamten Bewegung. Dadurch fällt es Ihnen leichter, während der Übung den Rücken gerade zu halten. Auf diese Weise verhindern Sie, daß Ihre Wirbelsäule falsch belastet wird und dadurch Schaden nimmt.

Beugen Sie nun langsam Ihre Knie, und halten Sie dabei Ihren Oberkörper so aufrecht wie möglich. Während Sie dies tun, achten Sie darauf, daß Ihre Knie nach außen zeigen und sich genau über den Fußspitzen befinden. Beugen Sie die Knie, bis Knie und Oberschenkel einen 90-Grad-Winkel

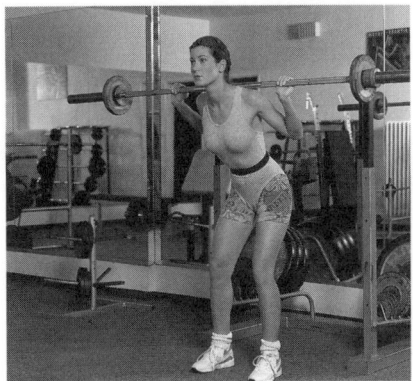

Kniebeuge Ausgangsposition

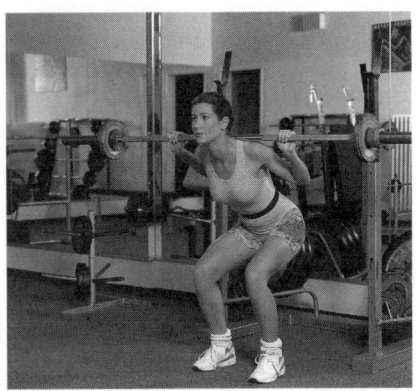

Kniebeuge Endposition

bilden. Strecken Sie dann erst wieder Ihre Beine und kehren in die Ausgangsposition zurück. Am Umkehrpunkt der Bewegung dürfen Sie keinen Schwung holen, um leichter hochzukommen, denn ruckartige Bewegungen können leicht zu Verletzungen führen. Außerdem verringern sich dadurch Intensität und Effektivität der Übung. Im höchsten Punkt der Bewegung sollten Ihre Knie immer noch leicht gebeugt sein.

Atmung: Während jeder Übung müssen Sie auf die richtige Atmung achten: Während Sie die Knie beugen, atmen Sie ein, während der Kraftanstrengung, dem Strecken, atmen Sie aus.

TIP: Falls Ihre Fersen dazu tendieren, vom Boden abzuheben (die Ursache dafür ist mangelnde Beweglichkeit der Fußgelenke), beugen Sie die Beine nur so weit, wie die Füße noch komplett den Boden berühren. Durch spezielle Dehnungsgymnastik (Stretching) können Sie Ihre Beweglichkeit verbessern.

Variante: Falls Sie dazu neigen, den Rücken bei der Abwärtsbewegung immer wieder leicht zu runden, was auf keinen Fall passieren darf, dann nehmen Sie die Langhantel nicht in den Nacken, sondern vorn auf die

Kniebeuge Variante

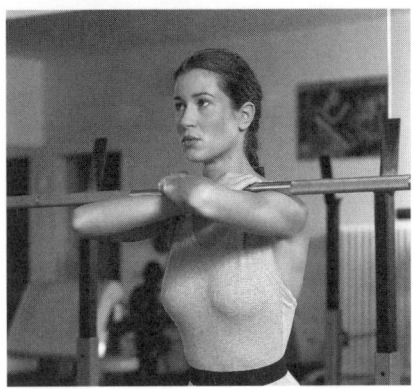

Schultern und halten Sie die Stange mit überkreuzten Armen fest. Ihre Ellbogen müssen während des gesamten Bewegungsablaufs nach vorn zeigen, so daß Sie keine Möglichkeit haben, mit dem Rücken auszuweichen und dadurch Ihre Wirbelsäule zu sehr zu belasten.

Die Technik einer korrekt ausgeführten Kniebeuge ist nicht einfach und muß erst erlernt werden. Lassen Sie sich aber deshalb nicht davon abschrecken, denn Kniebeugen sind eine sehr wichtige und sinnvolle Übung. Legen Sie am Anfang wenig Gewicht auf, eventuell nur die Stange ohne Hantelscheiben, und konzentrieren Sie sich auf die richtige Ausführung. Erst wenn Sie den Bewegungsablauf verinnerlicht haben, fangen Sie allmählich an, das Gewicht zu steigern.

Ausfallschritte

Diese Übung trainiert die Oberschenkel, insbesondere den oberen Teil des Quadrizeps und die Hüftgelenkstrecker mit dem Glutaeus maximus. Sie ist folglich eine der besten Übungen, um das Gesäß zu festigen.

Ausführung: Legen Sie wie bei der Kniebeuge eine Langhantel auf die Schultern. Stellen Sie Ihre Beine parallel etwa schulterbreit auseinander, die Zehenspitzen zeigen nach vorn. Aus dieser Position machen Sie mit dem linken Bein einen Schritt nach vorn (50–60 cm) und stellen den Fuß flach auf den Boden. Nun beugen Sie das Bein langsam, bis Knie und Oberschenkel einen 90-Grad-Winkel bil-

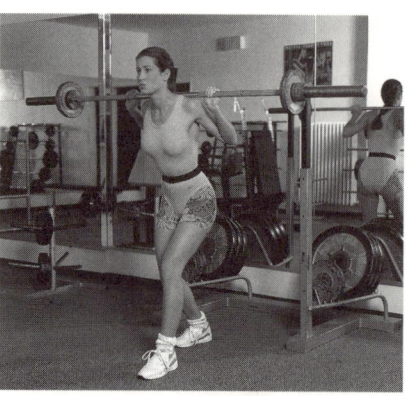

Ausfallschritte Ausgangsposition

Ausfallschritte Endposition

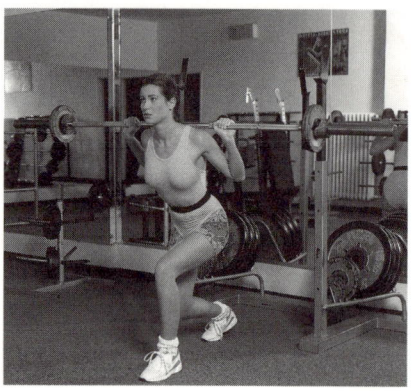

den. Kopf und Oberkörper halten Sie dabei ständig aufrecht. Das fällt Ihnen leichter, wenn Sie mit Ihren Augen geradeaus einen Punkt in Schulterhöhe fixieren. In der Beugeposition strecken Sie nun Ihr linkes Bein und richten sich wieder in die Ausgangsposition auf. Wiederholen Sie das gleiche mit dem rechten Bein. Einmal das linke, einmal das rechte Bein beugen gilt als eine Wiederholung.

Atmung: Wie bei der Kniebeuge atmen Sie während des Beugens des Beines ein, während des Streckens atmen Sie aus.

TIP: Falls Sie am Anfang durch den ständigen Beinwechsel Probleme mit dem Gleichgewicht bekommen, können Sie in der Schrittposition bleiben. Sie strecken also aus der Beugeposition Ihr linkes Bein, gehen aber nicht mehr in die parallele Ausgangsstellung zurück, sondern lassen den linken Fuß vorn und beugen erneut das linke Bein. Die Knie sollten, wenn Sie aufrecht in der Schrittstellung stehen, nie ganz durchgestreckt, sondern immer leicht gebeugt sein. Nach etwa zehn bis fünfzehn Wiederholungen mit dem linken Bein kehren Sie in die Ausgangsposition zurück und üben mit dem rechten Bein. Erst jetzt ist ein Satz abgeschlossen.

Beinpresse
Diese Übung ähnelt in ihrer Bewegungsstruktur der Kniebeuge. Der Oberschenkelmuskel (Quadriceps femoris) wird jedoch nicht mit der gleichen Intensität belastet, und auch Herz und Kreislauf kommen nicht so sehr in Schwung, da Sie die Übung im Sitzen ausführen.
Jedes gute Studio verfügt über eine Beinpresse. Es gibt verschiedene Ausführungen. Entweder sitzen Sie aufrecht und strecken die Beine waagerecht nach vorn, oder Sie sitzen in leichter Rücklage und strecken die Beine etwa in einem 45-Grad-Winkel nach oben.

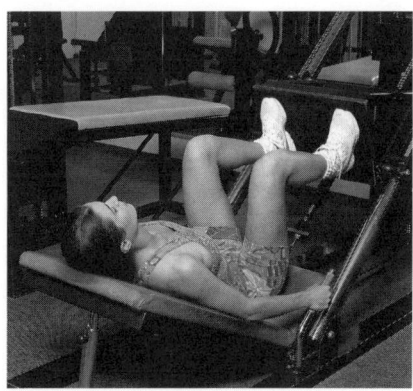

Beinpresse Ausgangsposition

Beinpresse Endposition

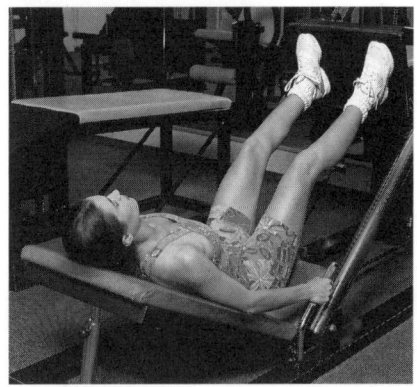

Ausführung: Setzen Sie sich so in die Maschine, daß Ihr Rücken Kontakt mit der gepolsterten Lehne hat, und achten Sie darauf, daß vor allem der untere Rücken, der Lendenwirbelbereich, stets vollständig mit der Lehne in Berührung bleibt und sich zudem Ihr Gesäß während der Übung nicht vom Sitz abhebt. So vermeiden Sie während der Aktion einen Hohlrücken, der Ihrer Wirbelsäule schaden würde. Plazieren Sie Ihre Füße auf der dafür vorgesehenen Plattform schulterbreit auseinander, wobei die Zehen etwa im 30-Grad-Winkel nach außen zeigen. Die Knie sind in der Ausgangsposition gebeugt. Der Sitz in dieser Maschine ist nach vorn und hinten verschiebbar. Je näher Sie ihn in Richtung Pedale verschieben, um so kleiner wird der Winkel zwischen Ober- und Unterschenkel, desto länger der Weg, den Ihre Beine zurücklegen müssen. Stellen Sie den Sitz aber auf jeden Fall so ein, daß der Winkel zwischen Ober- und Unterschenkel nicht mehr als 90 Grad beträgt. So schützen Sie Ihre Kniegelenke vor Extrembelastungen.

Aus dieser Position strecken Sie nun die Beine, wobei Sie darauf achten, daß sich die Knie, wie bei der Kniebeuge, immer in einer Linie mit den Fußspitzen bewegen. In der Endstellung strecken Sie die Beine nicht vollständig, sondern halten sie unter Spannung. Dann beugen Sie die Beine erneut, kehren in die Ausgangsposition zurück und halten auch hier die Spannung, d. h., Sie dürfen das Gewicht nicht absetzen. Unter dem Aspekt des gesunden Trainierens ist es wichtig, während des Übungsablaufs den Rücken gerade zu halten und auch die Schultern nicht nach vorn fallen zu lassen.

Atmung: Während des Streckens der Beine atmen Sie aus, während des Beugens atmen Sie ein.

Beinstrecken

Diese Übung erlaubt Ihnen, den vorderen Oberschenkelmuskel (Quadriceps femoris) weitgehend isoliert zu trainieren; andere Muskeln werden kaum mitbeansprucht. Auch in der Rehabilitation nach Knieverletzungen spielt sie eine wichtige Rolle, da die Muskulatur oberhalb des Knies gekräftigt und das Knie selbst geschont wird, vorausgesetzt, man führt die Bewegung korrekt aus.

Ausführung: Setzen Sie sich so in die Maschine, daß die Kniekehlen mit dem Sitzende der Polsterung abschließen und die Fußriste an den Rollen anliegen. Die Drehachse Ihrer Knie sollte mit der Drehachse des Geräts identisch sein. Die Maschinen sind zu diesem Zweck in Sitzlänge und Sitzhöhe meist individuell verstellbar. Um während der Ausführung Ihren Körper zu stabilisieren, greifen Sie mit den Händen die Griffe links und rechts neben dem Sitz.

Aus dieser Position strecken Sie langsam Ihre Beine. Sie müssen auch hier darauf achten, in der Endposition im Knie einen kleinen Beugewinkel beizubehalten. Verharren Sie nun kurz, und spannen Sie bewußt die Oberschenkelmuskulatur an. Dann beugen Sie die Beine wieder langsam und kehren auf diesem Weg in die Ausgangsstellung zurück.

Atmung: Während des Streckens gleichmäßig ausatmen, während des Beugens einatmen.

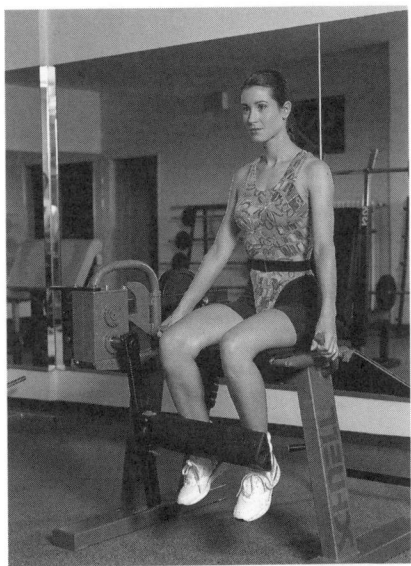

Beinstrecken Ausgangsposition

Beinstrecken Endposition

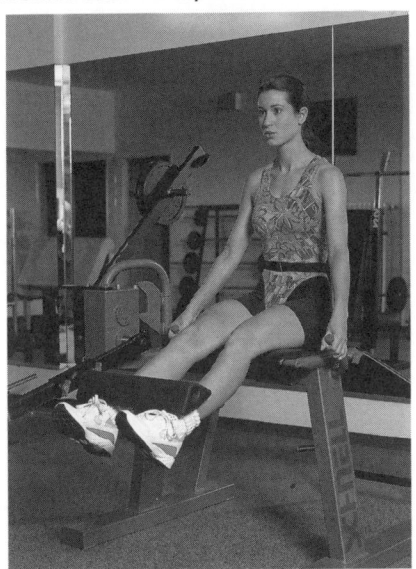

TIP: In vielen Studios gibt es Bein-streckmaschinen, mit denen nicht beide Beine zusammen, sondern jedes Bein einzeln trainiert wird. Sie können damit abwechselnd einmal das rechte, einmal das linke Bein trai-nieren oder zuerst nur das rechte Bein und anschließend nur das linke Bein. Dann erst ist ein Satz abgeschlossen. Der Vorteil dieser Art der Ausführung liegt darin, daß Sie sich besser auf den einzelnen Muskel konzentrieren können.

Beinbizepscurl

Der Beinbizepscurl trainiert gezielt den rückseitigen Teil der Oberschen-kelmuskulatur (Biceps femoris), ohne dabei andere Muskelgruppen we-sentlich miteinzubeziehen. Die mei-sten Studios bieten dafür zwei ver-schiedene Möglichkeiten an, wobei die Bewegung entweder im Liegen oder im Stehen durchgeführt wird.

Ausführung im Liegen: Legen Sie sich so in Bauchlage auf die gepol-sterte Bank der Maschine, daß Ihre Knie gerade noch darauf aufliegen. Die Fersen schieben Sie unter die Fußrollen, Ihre Beine sind vollständig gestreckt. Links und rechts neben der Maschine, auf Höhe oder vor Ihrem Kopf, befinden sich meist Griffe, an denen Sie sich festhalten, um wäh-rend der Ausführung Ihren Körper besser zu fixieren. Nun beugen Sie Ihre Beine gegen den Widerstand der Maschine. Ihre Hüfte muß dabei fest auf der Unterlage fixiert sein; drücken Sie dazu das Becken bewußt auf die

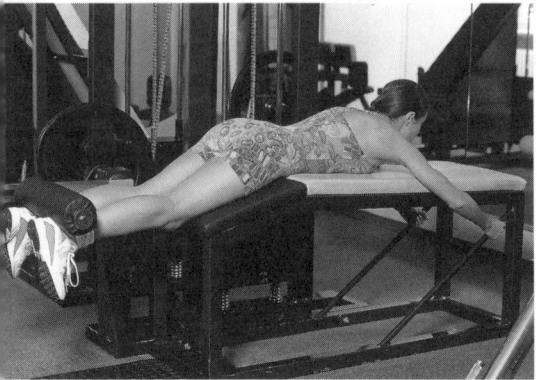

Atmung: Während des Beugens der Beine atmen Sie gleichmäßig aus, während des Streckens atmen Sie ein.

TIP: Wenn Sie in der Endstellung Ihre Oberschenkel ein paar Zentimeter von der Bank heben und kurz halten, spüren Sie, daß sich dadurch Ihre Gesäßmuskulatur stark kontrahiert. Die Hüfte bleibt fest auf die Bank gedrückt. Auf diese Weise können Sie gezielt Ihren Po festigen, wobei Sie aber wahrscheinlich das aufgelegte Gewicht etwas reduzieren müssen.

*Beinbizepscurl im Liegen
Ausgangsposition*

*Beinbizepscurl im Liegen
Endposition*

Ausführung im Stehen: Dieser Variante liegt der gleiche Ablauf zugrunde wie der im Liegen, nur wird jetzt jedes

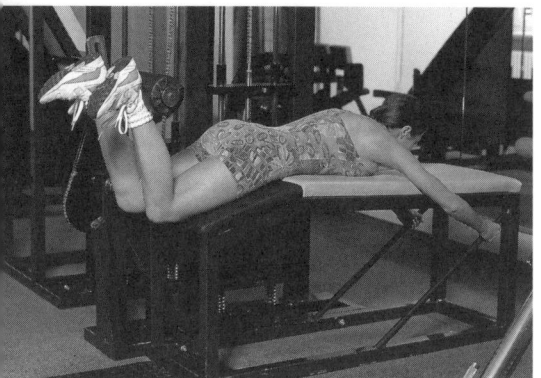

Beinbizepscurl im Stehen

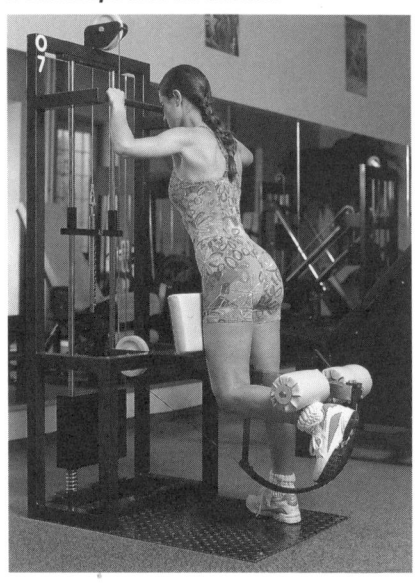

Polsterung. So fallen Sie nicht ins Hohlkreuz. Halten Sie das Gewicht kurze Zeit in der Endstellung, bevor Sie die Beine langsam wieder absenken. In der Ausgangsposition dürfen Sie die Beine während eines Satzes nicht vollständig strecken, damit die Muskulatur unter Spannung bleibt.

Bein einzeln trainiert. Erreichen Sie die gewünschte Wiederholungszahl mit dem linken Bein und anschließend mit dem rechten Bein. Konzentrieren Sie sich darauf, daß die Hüfte während der Ausführung ständig mit der Lehne in Kontakt bleibt und nicht seitlich oder nach hinten ausweicht.

Manche Bodybuilder behaupten, der Beinbizeps würde im Stehen stärker beansprucht als im Liegen. Wahrscheinlich basiert dies jedoch mehr auf individuellem Empfinden. Wenn in Ihrem Studio beide Versionen der Bizepscurlmaschinen vorhanden sind, dann wechseln Sie einfach ab. Trainieren Sie an einem Tag den Biceps femoris im Liegen, am nächsten Beintrainigstag im Stehen.

Abduktionen

Damit festigen Sie die Abduktoren, mit deren Hilfe Sie die Beine spreizen.

Ausführung: Setzen Sie sich in die Maschine, und legen Sie die Beine auf die Hebelarme. Den Oberkörper stützen Sie an der Lehne ab, und mit den Händen halten Sie sich an den Griffen neben dem Sitz fest. Aus der geschlossenen Beinstellung führen Sie die Beine gegen den Widerstand des Gewichts auseinander. Spreizen Sie die Beine so weit es geht, um einen möglichst großen Bewegungsumfang zu erreichen. Kehren Sie langsam in die Ausgangsstellung zurück, und setzen Sie auch dabei dem Gewicht Widerstand entgegen.

Atmung: Während Sie die Beine spreizen, atmen Sie aus, während Sie sie schließen, atmen Sie ein.

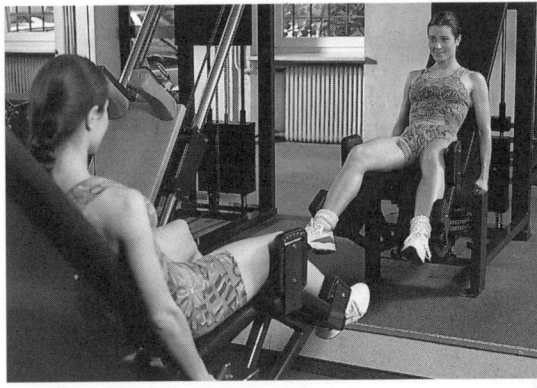

Abduktionen Ausgangsposition

Abduktionen Endposition

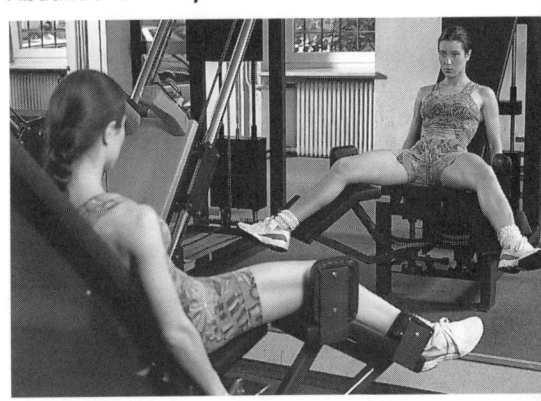

Adduktionen

Auf diese Weise stärken Sie die Adduktoren an der Innenseite der Oberschenkel. Sie schließen die Beine und sind damit die Gegenspieler der zuvor genannten Abduktoren.

Ausführung: Sie sitzen in der Maschine, die Beine gespreizt auf die Hebelarme gelegt. Der Oberkörper ist an der Rückenlehne fixiert, mit den

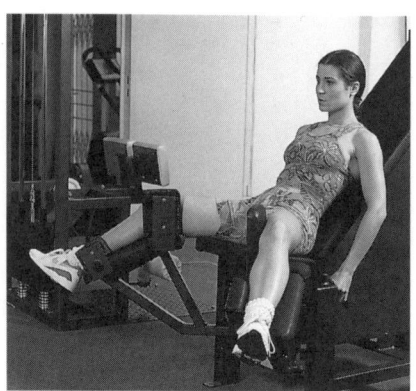

Adduktionen Ausgangsposition

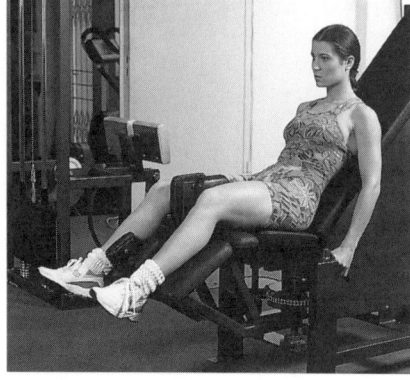

Adduktionen Endposition

Händen halten Sie sich seitlich an den Griffen fest. Der Bewegungsablauf ist dem der Abduktionen gleich, allerdings besteht hier die Anstrengung im Zusammenführen der gespreizten Beine gegen den Widerstand des aufgelegten Gewichts.

Atmung: Während Sie die Beine schließen, atmen Sie aus, während Sie sie öffnen, atmen Sie ein.

TIP: Sie können diese beiden Übungen im Wechsel ausführen, ohne dazwischen eine Pause einzulegen.

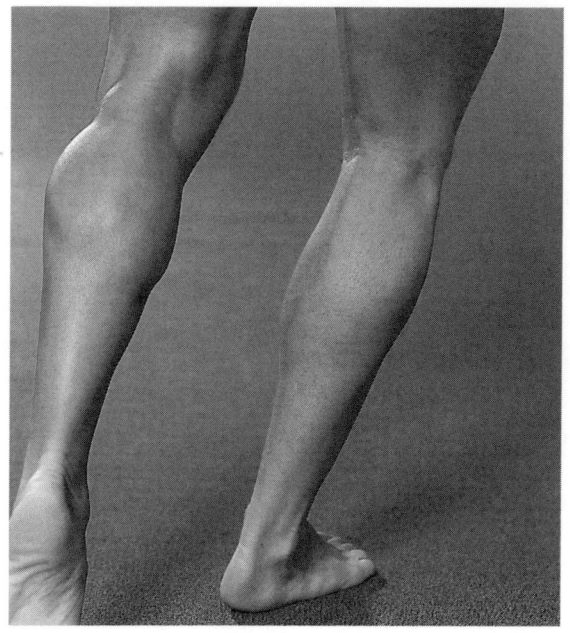

Waden

Die Waden tragen sehr wesentlich zum Gesamteindruck des Beines bei. Ein wohlgeformter Oberschenkel ohne die dazu passende Wadenmuskulatur bleibt auf sich allein gestellt – das Bein wirkt sehr unharmonisch. Sie sollten deshalb diese Muskeln genauso regelmäßig trainieren wie Ihre übrigen Körperpartien. Dabei werden Sie feststellen, daß Beharrlichkeit eine der wichtigsten Eigenschaften beim Bodybuilding ist, denn gerade die Waden reagieren bei vielen Menschen oft nur sehr langsam auf Trainingsreize. Gezieltes und regelmäßiges Üben bringt jedoch Erfolg.

Am Unterschenkel setzt eine Vielzahl kleinerer Muskeln an. Auf der Vorderseite befindet sich der vordere Schienbeinmuskel (Musculus tibialis anterior). Er läuft am Schienbein hinab zum Fuß und zieht bei Kontraktion die Zehen in Richtung des Knies.

Auf seiner Rückseite besteht die Muskulatur des Unterschenkels im wesentlichen aus dem Zwillingswadenmuskel (Musculus gastrocuemius), der den unteren Teil des Oberschenkels mit der Ferse verbindet, und dem teilweise darunter verlaufenden Schollenmuskel (Musculus soleus). Er entspringt an Schien- und Wadenbein. Seine und die Sehne des Zwillingswadenmuskels vereinen sich in der Mitte des Unterschenkels zur

Achillessehne (Tendo calcaneus), die am Fersenbeinhöcker ansetzt. Funktion dieser beiden „Fußsenker" ist, den Unterschenkel nach hinten zu ziehen und somit aufrecht (aufrechter Stand und Gang!) zu halten, beim Gehen, Laufen und Springen den Fuß abzurollen, die Ferse zu heben und damit das Stehen und Gehen auf Zehenspitzen zu ermöglichen.

Wadenheben an der Maschine im Stehen

Zwillingswaden- und Schollenmuskel trainieren Sie mit dieser Übung relativ isoliert.

Ausführung: Stellen Sie sich in die Wadenmaschine, Ihr Gesicht ist den Gewichten zugewandt, Ihre Schultern

Wadenheben im Stehen
Ausgangsposition

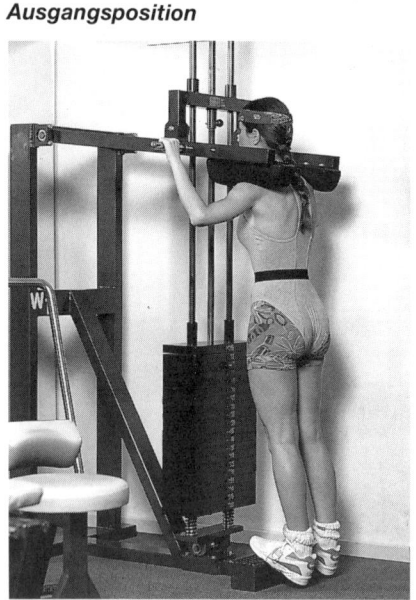

Wadenheben im Stehen
Endposition

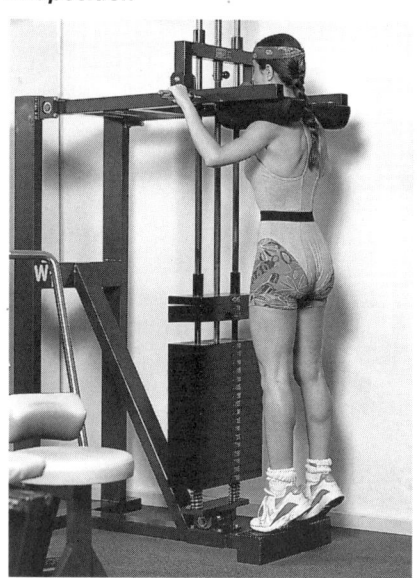

sind unter den gepolsterten Stangen. Mit Fußballen und Zehen stehen Sie auf dem Brett, Ihre Füße sind etwa schulterbreit voneinander entfernt. Stehen Sie aufrecht, Ihr Rücken ist gerade, Bauch und Po sind angespannt, die Knie durchgedrückt. Senken Sie die Fersen so weit, daß Sie eine leichte Dehnung spüren. Heben Sie sich jetzt ausschließlich mit der Kraft Ihrer Waden auf die Zehenspitzen. Ihre Knie bleiben dabei durchgedrückt, und Oberkörper und Beine bilden eine gerade Linie. Verharren Sie kurz im höchsten Punkt, und kehren Sie erst dann langsam wieder in die Ausgangsposition zurück.

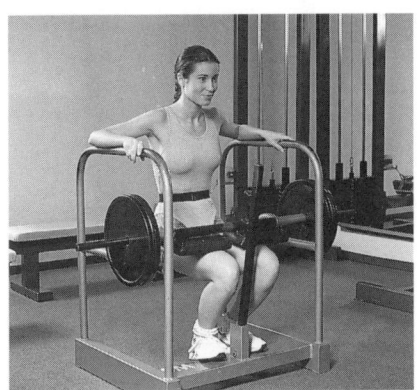

Wadenheben im Sitzen Ausgangsposition

Wadenheben im Sitzen Endposition

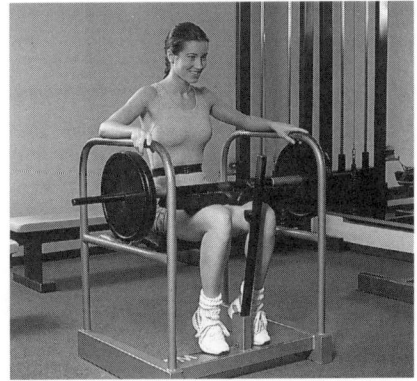

Atmung: Während Sie den Körper heben, atmen Sie aus, wenn Sie ihn senken, atmen Sie ein.

TIP: Variieren Sie Ihre Fußstellung. Sie können den Abstand Ihrer Füße zueinander verändern und auch den Winkel der Füße, indem Sie die Zehen einwärts, auswärts oder gerade nach vorn zeigen lassen. Außerdem sollten Sie Ihre Waden vor und zwischen den Sätzen dehnen.

Wadenheben an der Maschine im Sitzen

Wadenheben sitzend dient vor allem der Verbreiterung der Wadenmuskulatur. Der breite, flache Soleus wird damit direkt belastet, der Gastrocnemius erst in zweiter Linie.
Ausführung: Setzen Sie sich in die Maschine, die Knie schieben Sie unter die Polsterung, und die Fußspitzen stellen Sie auf das Querbrett. Die Fersen lassen Sie vom Gewicht der Maschine möglichst weit nach unten drücken, so daß die Waden gedehnt sind. Ihr Oberkörper ist aufrecht. Ausschließlich mit der Kraft Ihrer Waden, ohne Schwung zu holen, heben Sie nun Ihre Fersen, bis Sie auf den Zehenspitzen stehen. Bleiben Sie kurz in dieser maximal kontrahierten Position, und senken Sie anschließend

langsam die Fersen in die Ausgangs-stellung, wobei Sie dem Gewicht stets Widerstand entgegensetzen.

Atmung: Während Sie die Fersen heben, atmen Sie aus, während Sie sie senken, atmen Sie ein.

TIP: Sie sollten das Wadenheben sit-zend mit einem möglichst großen Be-wegungsumfang trainieren, damit die Wadenmuskulatur in ihrer vollen Länge beansprucht wird. Sie können auch dabei wieder sowohl den Fuß-abstand als auch den Winkel der Füße zueinander variieren, um den Muskel komplett zu beanspruchen.

Wadenheben an der Beinpresse

Damit können Sie sehr gut den Gastrocnemius isoliert belasten.

Ausführung: Setzen Sie sich in eine um 45 Grad geneigte Beinpresse, und stellen Sie den Sitz so ein, daß Sie mit den Füßen gerade noch die Pedale er-reichen. Stellen Sie die Füße auf die schräge Fußplatte, und strecken Sie die Beine. Das Gewicht drückt Ihre Zehen so weit wie möglich zum Kör-per, so daß die Waden gedehnt sind. Nun drücken Sie langsam mit den Fußballen gegen die Pedale, bis die Fersen frei sind. Ihre Knie bleiben dabei gestreckt, Ihre Füße sind in der Endstellung vollkommen gestreckt. Verharren Sie für einen Moment in die-ser Position, und kehren Sie dann anschließend langsam wieder in die Ausgangsstellung zurück.

Atmung: Während Sie die Füße strecken, atmen Sie aus, wenn Sie sie beugen, atmen Sie ein.

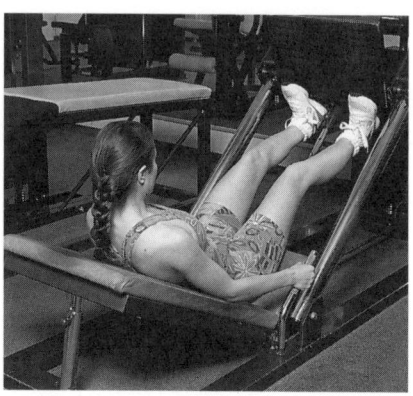

Wadenheben an der Beinpresse Ausgangsposition

Wadenheben an der Beinpresse Endposition

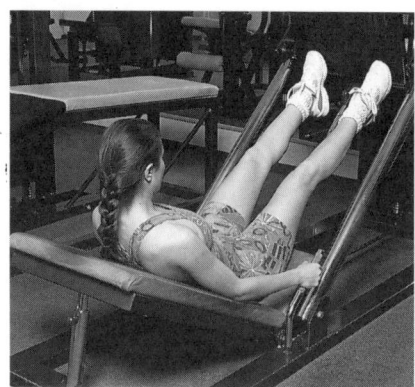

TIP: Variieren Sie den Fußabstand, und drehen Sie die Zehen mal nach außen und mal nach innen.

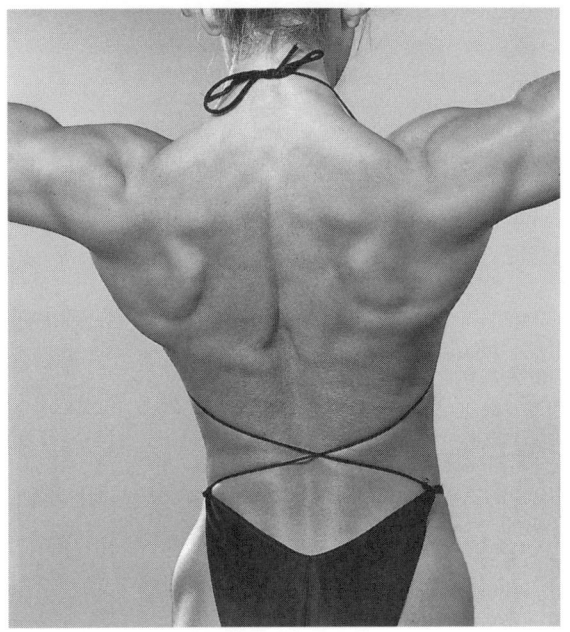

Rücken

Neben der Brustmuskulatur und den Beinen ist der Rücken eine der Hauptmuskelgruppen des Körpers. Links und rechts der Wirbelsäule erstreckt sich vom Kreuzbein bis zum Kopf der große Komplex des Rückenstreckers (Musculus erector spinae). Seine Hauptfunktion ist das Aufrichten und die Aufrechterhaltung des Rumpfes in und aus jeder Stellung. Der breite Rückenmuskel (Musculus latissimus dorsi), der größte Muskel des Oberkörpers, entspringt von den Brustwirbeln abwärts an beiden Seiten der Wirbelsäule und zieht sich hin bis zur Vorderseite des Oberarms. Er zieht den Oberarm mitsamt der Schulter beckenwärts und nach hinten und verleiht dem Oberkörper die typische V-Form. Ein weiterer großer Muskel des Rückens bzw. des rückwärtigen Schultergürtels ist der Kapuzenmuskel (Musculus trapezius), der von der Mittellinie des Rückens vom Hinterhaupt herab bis zum letzten Brustwirbel entspringt und damit die obere Rückenpartie bedeckt. Er hebt die Schultern und hilft bei verschiedenen Bewegungen der Arme.

Unsere aufrechte Körperhaltung wird zum Großteil durch die Rückenmuskulatur ermöglicht, sie stützt und verspannt die Wirbelsäule und hält sie dadurch in der richtigen Position. Bei vielen Menschen jedoch ist aufgrund von sitzender Tätigkeit und zu geringer körperlicher Beanspruchung die Rückenmuskulatur zurückgebildet, was zu Fehlstellungen der Wirbelsäule und folglich zu Rückenbeschwerden führt. Eine vermeidbare Zivilisationskrankheit.

Abgesehen davon ist ein schöner, wohlgeformter Rücken ein zentraler Aspekt des Körpers, der für die Harmonie des gesamten Erscheinungsbildes unbedingt erforderlich ist. Abstehende Schulterblätter gehören mit Sicherheit nicht mehr zum heutigen Schönheitsideal.

Rudern mit der Langhantel

Eine gute Übung zur Kräftigung des oberen und des unteren Rückens, wobei besonders Latissimus, Trapezius, aber auch der Armbizeps stark belastet werden.

Ausführung: Grätschen Sie leicht die Beine – Fußabstand etwa 30 cm, Knie leicht gebeugt –, und neigen Sie den Rumpf gestreckt nach vorn in die Horizontale. Die Beine dürfen keinesfalls gestreckt sein, sonst wird der untere Rücken gefährlich überlastet. Der Rücken ist gestreckt. Fassen Sie nun die vor Ihnen liegende Langhantel so

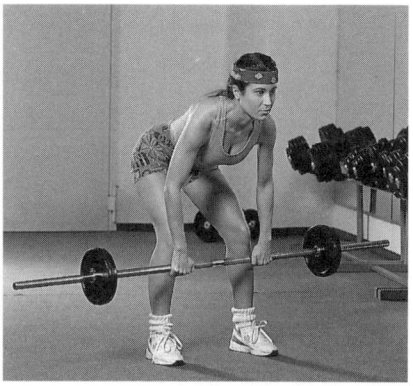

Rudern mit der Langhantel
Ausgangsposition

Rudern mit der Langhantel
Endposition

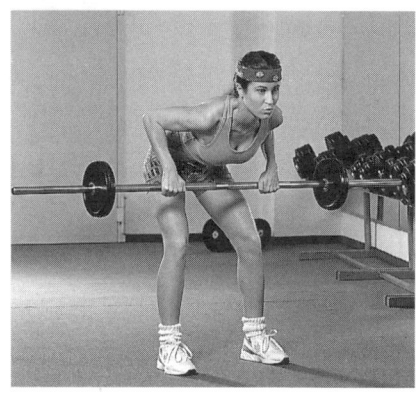

mit schulterweitem Griff, daß die Handinnenflächen zu Ihnen zeigen. Heben Sie nun das Gewicht langsam hoch, bis die Stange fast die unteren Rippen berührt. Bewegen Sie dabei aber nur die Arme. Die Halswirbelsäule ist gestreckt und der Rücken in der Endstellung leicht überstreckt. Senken Sie die Hantel dann langsam wieder in die Ausgangsposition, ohne sie jedoch auf dem Boden abzulegen. **Atmung:** Während Sie das Gewicht heben, atmen Sie aus, während Sie es senken, atmen Sie ein.

TIP: Ein wichtiger Aspekt beim Rückentraining ist das leichte Überstrecken der Wirbelsäule in der Endstellung. Das bedeutet aber nicht, ins Hohlkreuz zu fallen, vielmehr bezieht sich diese Anweisung auf den darüber liegenden Bereich. Werfen Sie sich also ein wenig in die Brust. Wenn der Rücken dort nur gerade bleibt, kann der Latissimus nicht vollkommen kontrahieren und erreicht dann seinen größtmöglichen Bewegungsumfang nicht.

Rudern mit der Kurzhantel einarmig

Rudern mit der Kurzhantel trainiert ausgezeichnet die obere Rückenmuskulatur. Latissimus, Trapezius, aber auch der Armbizeps werden dadurch direkt belastet.
Ausführung: Stellen Sie sich seitlich neben eine Übungsbank. Um während der Übung einen besseren Halt zu haben, stützen Sie sich mit Ihrem linken ausgestreckten Arm auf der

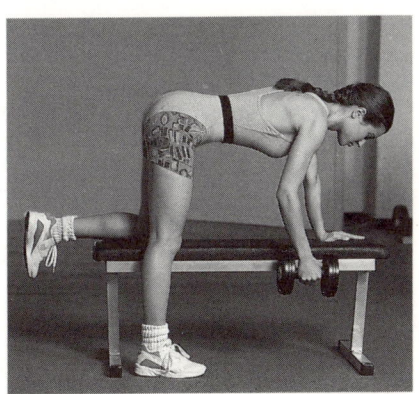

Rudern mit der Kurzhantel einarmig
Ausgangsposition

Rudern mit der Kurzhantel einarmig
Endposition

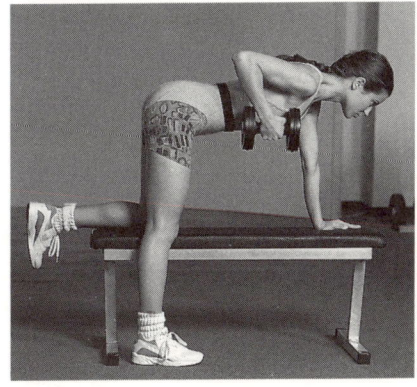

Bank ab, so daß der Oberkörper während der gesamten Bewegung in der Horizontalen ist. Ihre Oberschenkel sind parallel, Ihr linker Unterschenkel stützt ebenfalls zur Stabilisation auf der Bank. Das rechte Bein halten Sie möglichst gestreckt. Mit der rechten Hand greifen Sie die Kurzhantel. Ziehen Sie jetzt die Hantel senkrecht nach oben, bis Sie damit annähernd Ihren Oberkörper berühren. Achten Sie darauf, daß Sie die Hantel möglichst dicht am Körper vorbeiführen und Ihr Ellbogen in der Endposition nach hinten oben zeigt. Senken Sie das Gewicht langsam wieder ab, und kehren Sie in die Ausgangsposition zurück. Nach den beabsichtigten Wiederholungen führen Sie die Übung mit der anderen Seite aus.

Atmung: Während Sie das Gewicht heben, atmen Sie aus, während Sie es senken, atmen Sie ein.

TIP: Sehr oft kommt auch die Variante, bei der man mit dem im 130-Grad-Winkel gebeugten vorderen Bein neben der Bank steht und in dieser Stellung die Übung ausführt, zum Einsatz. Wenn Ihnen beide Formen liegen, dann wechseln Sie einfach ab.

Kabelziehen

Dieser Trainingsinhalt bietet viele Variationen, um den breiten Rückenmuskel (Latissimus dorsi) zu trainieren. Sie wird vor allem zur Verbreiterung dieses Muskels eingesetzt. Mitbeansprucht werden dabei der Armbizeps und die Unterarmmuskulatur.

Ausführung: Setzen Sie sich in die Maschine, und fixieren Sie Ihre Knie mit den dafür vorgesehenen Rollen. So haben Sie die Möglichkeit, mit einem relativ schweren Gewicht zu trainieren, ohne daß Sie dabei vom Sitz abgehoben werden. Greifen Sie die Stange etwas weiter als schulterbreit. Ihre Handinnenflächen zeigen bei diesem Griff von Ihnen weg. Zie-

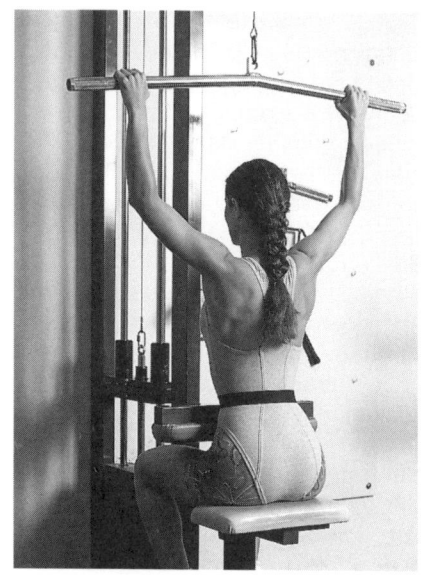

Kabelziehen Ausgangsposition

Kabelziehen Endposition

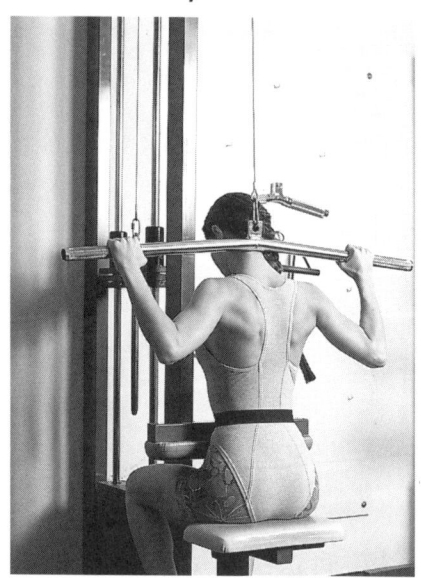

hen Sie jetzt langsam die Stange nach unten, bis Sie Ihre oberen Brustmuskeln berührt, und verharren Sie einen Moment in dieser Position. Beobachten Sie dabei Ihre Ellbogen, die währenddessen nach hinten unten zeigen müssen. Denn es ist die Funktion des Latissimus, den Oberarm nach unten und nach hinten zu ziehen, was Sie bei dieser Übung ausnutzen sollten, um möglichst den gesamten Muskel zu beanspruchen. Strecken Sie nun Ihre Arme langsam wieder, und wiederholen Sie die Übung.

Atmung: Während Sie die Stange herunterziehen, atmen Sie aus, wenn Sie die Arme wieder strecken, atmen Sie ein.

Kabelziehen Variante

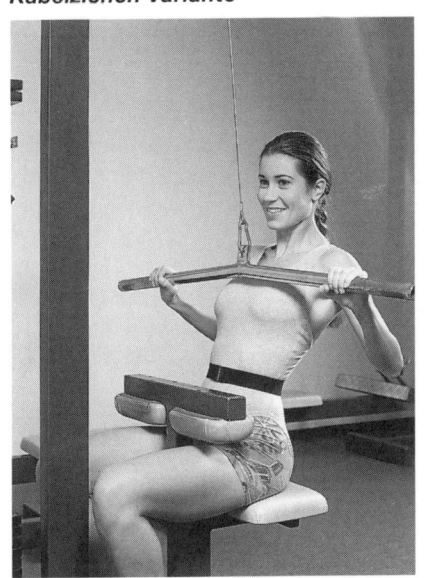

TIP: Variieren Sie bei dieser Übung die Griffweiten. Sie können die Hände ganz außen an die Stange legen, wodurch die Übung etwas schwieriger wird, oder auch einen ganz engen Griff wählen. Bei engem Griff ist es sinnvoller, die Stange so zu fassen, daß Ihre Handinnenflächen zu Ihnen zeigen. Durch die unterschiedlichen Griffweiten werden verschiedene Teile des Latissimus stärker oder weniger stark beansprucht. Eine zweite Variante ist, die Stange nicht nach vorn an die Brust zu ziehen, sondern nach hinten in den Nacken. Dafür eignen sich aber nur die etwas weiteren Griffhaltungen.

Machen Sie unter keinen Umständen unvollständige Bewegungen; bei jeder Wiederholung muß die Stange die Brust oder den Nacken berühren. Und achten Sie darauf, daß der Rücken immer zumindest gestreckt ist, besonders in der Endstellung. Denn nur so kann der Latissimus vollständig kontrahieren.

Seilrudern im Sitzen

Seilrudern trainiert in der Hauptsache den Latissimus, außerdem sind der Trapezius, der Rückenstrecker und der Armbizeps beteiligt.

Ausführung: Setzen Sie sich auf die Bank in der Maschine, plazieren Sie Ihre Füße am Ende der Bank an den dafür vorgesehenen Stützen, und winkeln Sie Ihre Knie leicht an, um eine Überlastung der unteren Rückenpartie zu vermeiden. Ihre Knie bleiben während des gesamten Bewegungsablaufs angewinkelt. Fassen

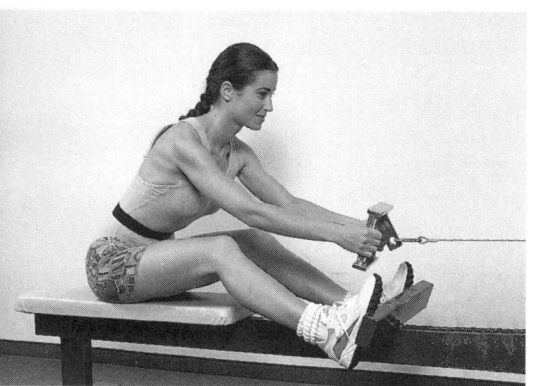

Seilrudern im Sitzen Ausgangsposition

Seilrudern im Sitzen Endposition

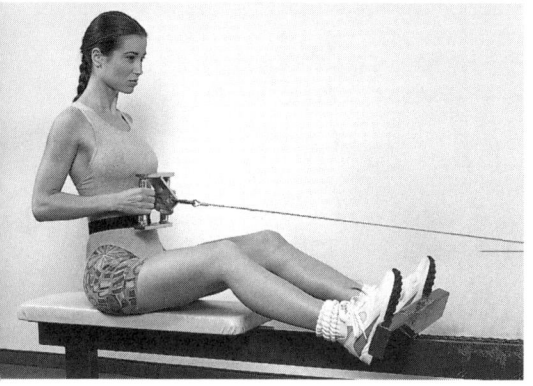

zen. Ziehen Sie den Griff so weit heran, daß er Ihre unteren Rippen berührt. Achten Sie während des Heranziehens darauf, daß Sie Ihre Arme nahe am Körper vorbeiführen. Nun kehren Sie langsam in die Ausgangsposition zurück und beugen sich mit gestreckten Armen wieder nach vorn über Ihre angewinkelten Beine.
Atmung: Während des Streckens der Arme atmen Sie ein, während Sie ziehen, atmen Sie aus.

TIP: Sie können die Griffart und die Griffweite variieren. Beispielsweise läßt sich die Übung auch mit einer Stange und einem etwa schulterbreiten Weitgriff durchführen. Die Stange halten Sie dabei so, daß Ihre Handflächen nach unten zeigen.

Hyperextensionen

Die Entwicklung des Rückenstreckers ist das Ziel dieser Übung. Außerdem belastet sie die Gesäßmuskulatur und die hintere Oberschenkelmuskulatur.
Ausführung: Stellen Sie sich in die Mitte einer Hyperextensions-Bank, mit dem Rücken zur Fußhalterung. Legen Sie sich in Bauchlage so auf die Polsterung, daß Sie mit der Hüfte gerade noch aufliegen und der Oberkörper nach unten hängt. Fixieren Sie die Fersen an den Rollen der Fußhalterung, und verschränken Sie die Hände hinter dem Kopf. In dieser Position werden Sie einen starken Zug in Ihrer hinteren Oberschenkelmuskulatur spüren. Heben Sie nun aus dieser Startposition Ihren Oberkörper bis etwas über die Horizontale an. Halten

Sie den Griff so, daß Ihre Handinnenflächen gegeneinander zeigen. Strecken Sie Ihre Arme, und beugen Sie sich dabei nach vorn über Ihre Beine, damit Ihr Latissimus voll gedehnt wird. Dabei atmen Sie aus. Nun beugen Sie Ihre Arme und ziehen den Griff zu sich heran. Dabei richten Sie Ihren Oberkörper auf, bis Sie aufrecht mit leicht überstrecktem Rücken sit-

Sie Ihren Rücken gerade. Falls Sie mehr als nötig überstrecken, werden Ihre Lendenwirbel zu sehr belastet. Senken Sie nun langsam und kontrolliert in die Ausgangsstellung.
Atmung: Während des Aufrichtens atmen Sie aus, während des Senkens atmen Sie ein.

TIP: Sie werden bei dieser Übung ziemlich schnell 20 bis 30 Wiederholungen schaffen. Um dann die Übung

wieder etwas schwieriger zu machen, können Sie eine Hantelscheibe hinter dem Kopf halten.

Kurzhantelüberzüge

Sie beanspruchen sehr intensiv sowohl den Latissimus als auch die Brustmuskulatur und bieten sich folglich als Übergang vom Rücken- zum Brusttraining an, falls Sie beide Muskelgruppen an einem Tag trainieren. Sie können die Kurzhantelüberzüge

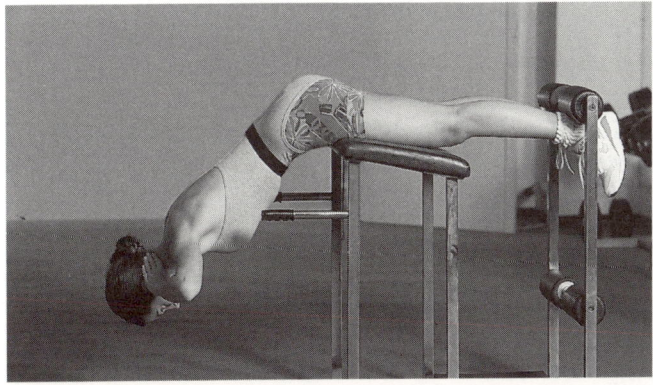

Hyperextensionen Ausgangsposition

Hyperextensionen Endposition

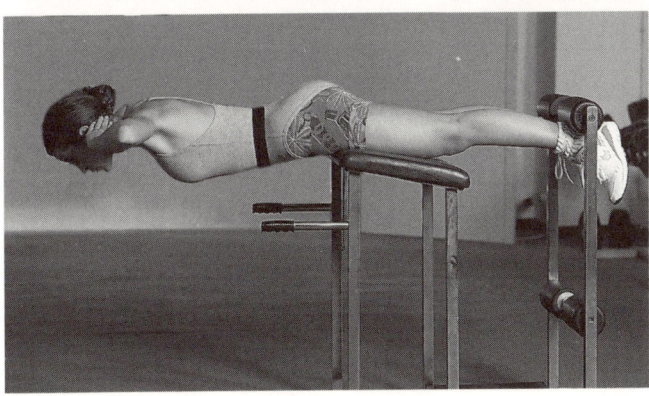

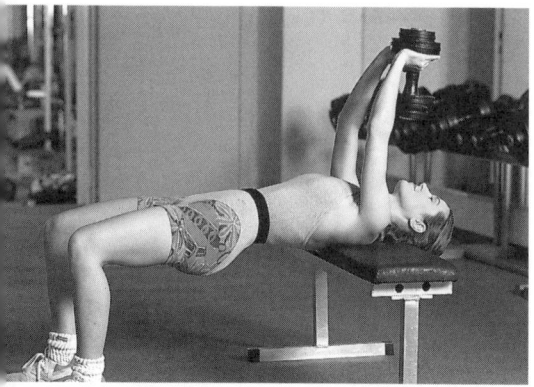

Kurzhantelüberzüge Ausgangsposition

Kurzhantelüberzüge Endposition

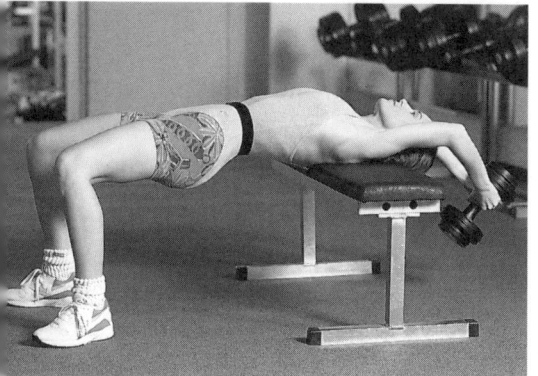

aber auch jederzeit in Ihr jeweiliges Rücken- oder Brustprogramm einbauen.

Ausführung: Legen Sie sich in Rückenlage quer über eine Flachbank, so daß nur die Schultern und der obere Rücken aufliegen. Mit den Beinen stützen Sie fest am Boden, am besten ist eine leichte Grätschstellung. Greifen Sie jetzt mit beiden Händen eine Kurzhantel – die Handinnenflächen zeigen nach oben, die Daumen umfassen die Stange –, und halten Sie sie mit ausgestreckten Armen direkt über Ihrer Brust. Senken Sie nun das Gewicht langsam hinter Ihrem Kopf ab. In dieser Position spüren Sie, wie Ihr gesamter Brustkorb gedehnt wird. Heben Sie anschließend die Hantel langsam wieder in die Ausgangsstellung zurück.

Atmung: Während des Senkens der Arme atmen Sie ein, während des Hebens atmen Sie aus.

TIP: Das Becken sollte immer etwas tiefer liegen als der Brustkorb. Je mehr Sie es absenken, um so intensiver wird die Dehnung, und der Bewegungsumfang vergrößert sich.

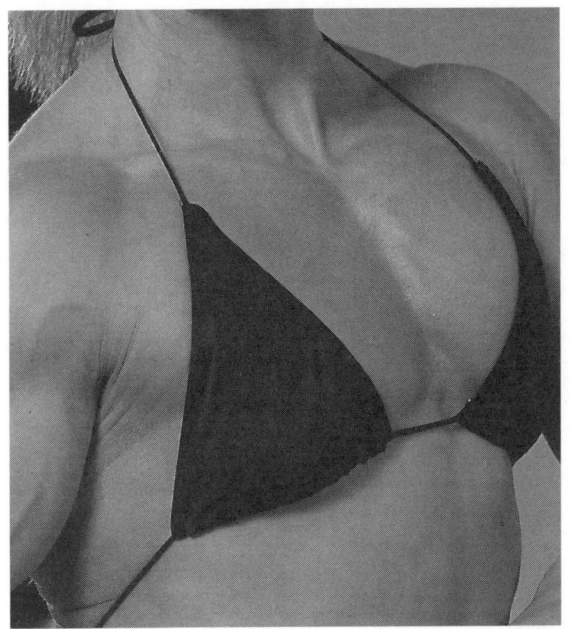

Brustmuskulatur

Der große Brustmuskel (Musculus pectoralis major) entspringt am Brustbein und den Brustbeinrippen und verläuft bis zum Oberarmknochen. Er bedeckt den oberen Teil des Brustkastens.

Seine Funktion ist nicht nur, den erhobenen Arm abwärts zu führen, sondern er zieht auch den nach hinten zum Schlag oder Stoß ausholenden Arm nach vorn. Beide großen Brustmuskeln zusammen sind in der Lage, die Arme vor der Brust zu kreuzen.

Der Busen einer Frau liegt auf den großen Brustmuskeln auf. Da er aus einem mit Fettgewebe durchsetzten

Bindegewebskörper besteht, hat Muskeltraining auf die Festigkeit dieses Gewebes kaum Einfluß. Jedoch wirkt sich Bodybuilding insofern aus, als durch die Kräftigung der Brustmuskulatur die Brüste angehoben werden und andererseits durch die Einflüsse des Trainings insgesamt (Ausdauer- und Krafttraining) der Brustkorb erweitert wird und an Form gewinnt.

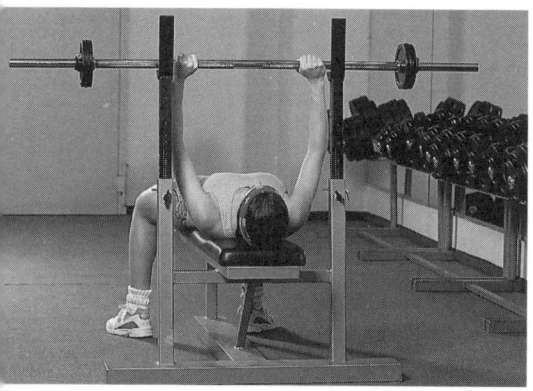

Bankdrücken Ausgangsposition

Bankdrücken Endposition

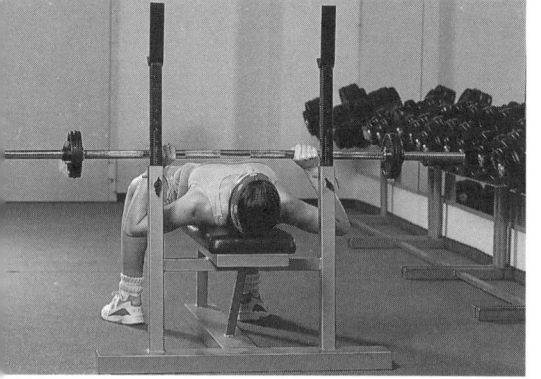

Bankdrücken

Bankdrücken ist die klassische Brustübung. Sie trainieren damit intensiv den Pectoralis, daneben aber auch die Schultermuskulatur und den Trizeps des Oberarms.

Ausführung: Legen Sie sich in Rückenlage auf die Trainingsbank. Die Füße stellen Sie links und rechts von der Bank fest auf den Boden, damit Sie guten Halt haben. Greifen Sie jetzt nach oben und fassen Sie die Langhantel etwa schulterbreit, die Handinnenflächen zeigen zur Decke. Heben Sie die Stange aus der Halterung. Indem Sie die Arme beugen, senken Sie das Gewicht langsam ab, und zwar so weit, bis die Stange Ihren Körper zwischen Kinn und Brust leicht berührt. Die Ellbogen sind beim Absenken nach außen gestellt. Ohne Schwung zu holen, drücken Sie die Langhantel langsam wieder hoch, bis die Arme gestreckt sind.

Atmung: Während des Senkens der Hantel atmen Sie ein, während des Hebens atmen Sie aus.

TIP: Bei dieser Übung müssen Sie darauf achten, mit dem Rücken immer flach auf der Bank zu liegen. Durch eine Hohlkreuzstellung, vor allem wenn Sie unter Belastung die Hüfte heben, kann der untere Rückenbereich Schaden nehmen.

Variante: Wenn Sie bei dieser Übung die Griffweite verändern, können Sie Brust-, Schulter- und Armmuskulatur unterschiedlich trainieren. Mit einem Griff – der Abstand der Hände beträgt etwa 15 cm – beanspruchen Sie hauptsächlich den inneren Teil des Brustmuskels und den Trizeps. Mit einem sehr weiten Griff werden hingegen die äußeren Brustmuskelpartien am stärksten gefordert.

Bankdrücken auf der Schrägbank
Diese Form des Bankdrückens führt zu einem verstärkten Trainingseffekt im Bereich der oberen Brustmuskeln. Mitbeansprucht werden wie beim Drücken auf der Flachbank die übrigen Partien des Pectoralis, der Schulter- und der Trizepsmuskulatur.
Ausführung: Setzen Sie sich so auf eine Schrägbank, daß der Rücken festen und permanenten Kontakt mit der Rückenstütze hat. Fassen Sie die Stange mit beiden Händen etwas mehr als schulterbreit, und heben Sie sie aus der Ablage. Beugen Sie die Arme langsam, und senken Sie die Stange, bis sie Ihren Körper zwischen Hals und Brust leicht berührt. Die Ellbogen dürfen dabei nicht nach vorn kommen. Ohne Schwung zu holen, drücken Sie das Gewicht langsam bis zur Streckung der Arme wieder nach oben.
Atmung: Während Sie das Gewicht heben, atmen Sie aus, während Sie es senken, atmen Sie ein.

TIP: Optimal ist eine Schrägbank im Winkel von etwa 30 Grad. Wenn Sie die Bank zu steil einstellen, verschiebt sich die Belastung auf die Schulter- und Trizepsmuskeln, und die oberen Brustmuskeln werden weniger stark beansprucht. Ist die Bank zu flach ein-

gestellt, verlagert sich die Belastung – ähnlich wie beim Bankdrücken auf der flachen Bank – von der oberen Brustmuskelpartie auf die mittlere und untere. Dann hätte die Schrägbank ihren eigentlichen Sinn und Zweck, das verstärkte Training der oberen Brustmuskeln, verloren.

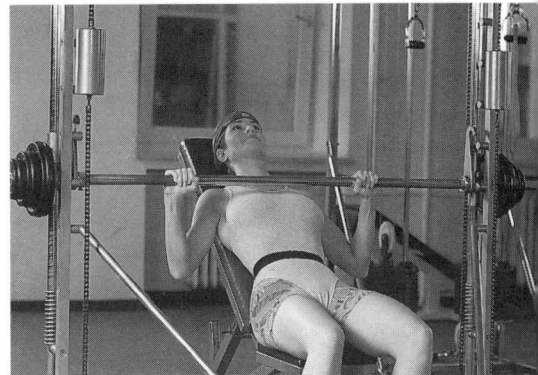

Bankdrücken auf der Schrägbank
Ausgangsposition

Bankdrücken auf der Schrägbank
Endposition

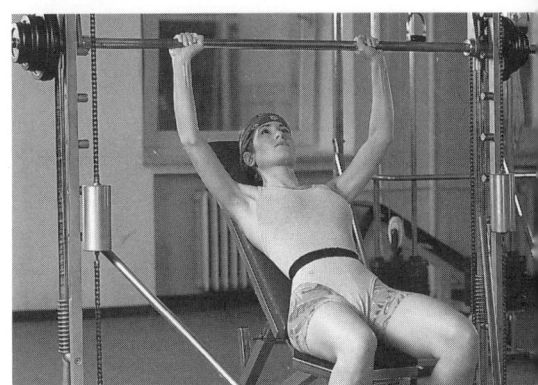

Bankdrücken auf der negativ geneigten Bank

In dieser Position trainieren Sie vor allem die unteren Brustmuskelpartien und die Trizepsmuskulatur.

Ausführung: Legen Sie sich auf die geneigte Bank mit dem Kopf nach unten, und fixieren Sie die Füße unter

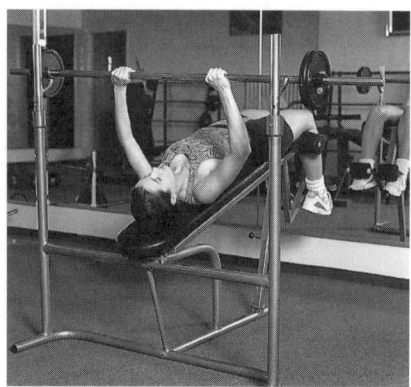

Bankdrücken auf der negativ geneigten Bank Ausgangsposition

Bankdrücken auf der negativ geneigten Bank Endposition

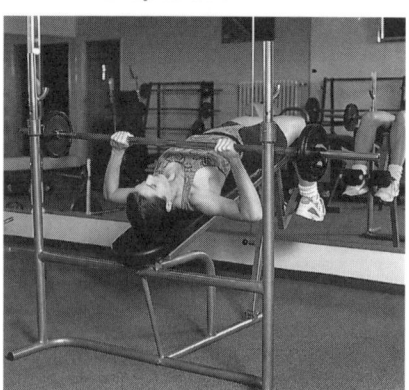

der Stange an deren Ende. Fassen Sie die Langhantel etwas mehr als schulterbreit, und heben Sie sie aus der Halterung. Beugen Sie die Arme, und lassen Sie die Hantel langsam herab, bis sie leicht Ihre Brust berührt. Achten Sie darauf, daß die Ellbogen zurückbleiben, denn nur so kommt es zur optimalen Dehnung und im Anschluß zur optimalen Kontraktion der Brustmuskeln. Ohne Schwung zu holen, drücken Sie das Gewicht langsam nach oben, bis die Arme wieder gestreckt sind.

Atmung: Während des Beugens der Arme atmen Sie ein, während Sie strecken, atmen Sie aus.

Bankdrücken auf der Schrägbank mit der Kurzhantel

Sie beanspruchen damit im Prinzip die gleichen Muskeln wie mit der Langhantel. Da aber bei der Ausführung mit der Langhantel die Stange irgendwann im Weg ist, bleibt der mögliche Bewegungsumfang beschränkt. Mit der Kurzhantel haben Sie hingegen die Möglichkeit, das Gewicht noch weiter abzusenken und dadurch am untersten Punkt der Bewegung den Pectoralis stärker zu dehnen. Durch diesen größeren Bewegungsumfang steigt die Intensität der Übung. Genau wie mit der Langhantel trainieren Sie auf der Schrägbank verstärkt die obere Brustmuskelpartie.

Ausführung: Greifen Sie zwei Kurzhanteln, und setzen Sie sich auf eine Schrägbank. Die Füße stellen Sie links und rechts von der Bank fest auf den

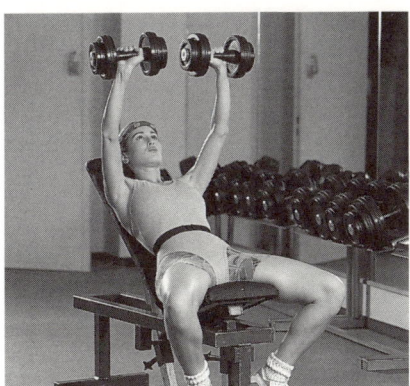

Bankdrücken auf der Schrägbank mit der Kurzhantel Ausgangsposition

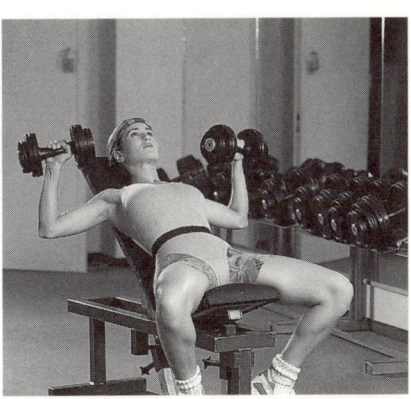

Bankdrücken auf der Schrägbank mit der Kurzhantel Endposition

Boden, der gesamte Rücken hält Kontakt zur Banklehne. Heben Sie die Gewichte bis auf Schulterhöhe, und drücken Sie sie bis zur Streckung der Arme senkrecht nach oben. Die Handgelenke drehen Sie dabei so, daß die Handinnenflächen von Ihnen weg nach vorn zeigen. Beugen Sie nun die Arme, und senken Sie die Gewichte langsam so weit ab, wie es Ihnen bequem ist. Die Hanteln sollten sich am Ende der Bewegung neben dem Körper befinden. Ohne Schwung zu holen drücken Sie die Gewichte zurück in die Ausgangsstellung.

Atmung: Während Sie das Gewicht senken, atmen Sie ein, während Sie es heben, atmen Sie aus.

TIP: Sie müssen hierbei besonders darauf achten, daß Ihr Oberkörper und Ihre Oberarme stets in einem 90-Grad-Winkel zueinander und Ihre Unterarme senkrecht stehen. Die richtige Neigung der Schrägbank entspricht der des Langhantel-Schrägbankdrückens.

Mit der Kurzhantel können Sie, wie mit der Langhantel auch, an der Flachbank und an der negativ geneigten Bank trainieren. Die Pectoralispartien werden dabei entsprechend beansprucht. Denken Sie bei der Ausführung mit der Kurzhantel immer daran, das Gewicht möglichst weit neben dem Oberkörper herabzuführen, damit die Brustmuskeln vollständig gedehnt werden.

Fliegende Bewegungen mit der Kurzhantel

Damit trainieren Sie vorwiegend die Brustmuskulatur. Schulter und Trizeps werden nur gering belastet.

Ausführung: Nehmen Sie in jede Hand eine Kurzhantel, und legen Sie sich in Rückenlage auf eine Flachbank. Die Füße stellen Sie links und

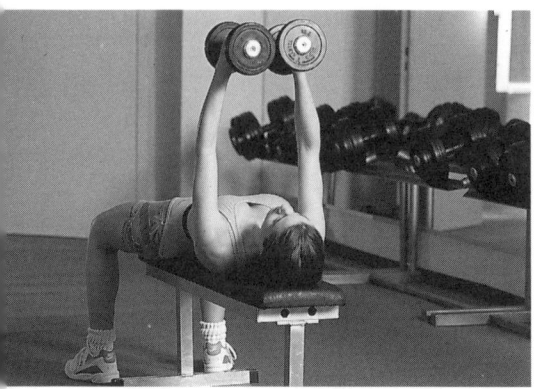

Fliegende Bewegungen mit der Kurzhantel Ausgangsposition

Fliegende Bewegungen mit der Kurzhantel Endposition

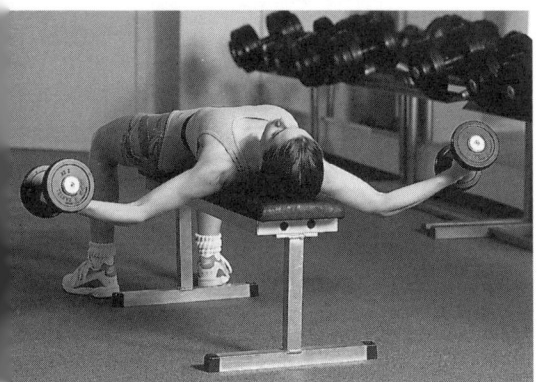

Führen Sie die Gewichte in einem weiten Halbkreis langsam seitlich herunter, bis sie sich deutlich unterhalb Ihrer Brusthöhe befinden. Die Oberarme bilden dabei einen rechten Winkel mit dem Oberkörper. Auf gleichem Weg führen Sie die Hanteln langsam wieder in die Ausgangsposition zurück. *Atmung:* Während Sie die Hanteln senken, atmen Sie ein, während Sie sie heben, atmen Sie aus.

TIP: Die Arme müssen während der Übung in den Ellbogen leicht angewinkelt sein, um das Gelenk zu entlasten. Falls Sie sie hingegen zu stark beugen, können Sie zwar mehr Gewicht auflegen, jedoch werden Ihre Brustmuskeln dadurch nicht stärker belastet, sondern lediglich Ihre Schulter- und Ellbogengelenke!
Variante: Wie das Bankdrücken können Sie die fliegenden Bewegungen sowohl auf einer Schrägbank als auch auf einer negativ geneigten Bank ausführen.

Fliegende Bewegungen an der Maschine

An der Maschine haben Sie die Möglichkeit, den Pectoralis weitgehend isoliert zu trainieren, besonders dessen inneren Bereich, den Ansatzpunkt des Pectoralis am Brustbein.
Ausführung: Setzen Sie sich an die Maschine, und stellen Sie den Sitz auf die Höhe ein, in der Ihre Oberarme während der Übung genau parallel zum Boden sind. Unterarme und Ellbogen drücken Sie senkrecht gegen die Armpolster der beweglichen He-

rechts neben der Bank auf den Boden, um einen besseren Halt zu haben. Heben Sie die Gewichte auf Schulterhöhe, und drücken Sie sie bis zur annähernden Streckung der Arme senkrecht nach oben. Die Ellbogen sind leicht angewinkelt. Die Handgelenke drehen Sie so, daß die Handinnenflächen einander zugewandt sind.

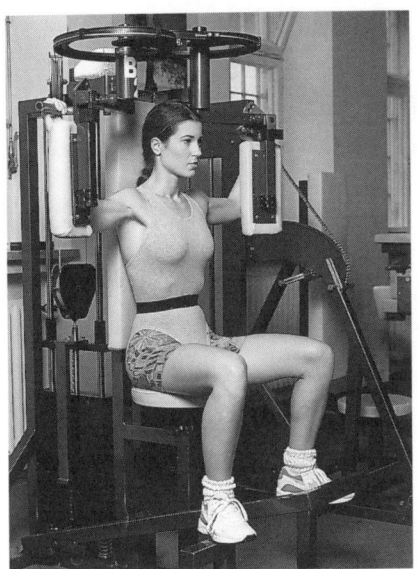

Fliegende Bewegungen an der Maschine Ausgangsposition

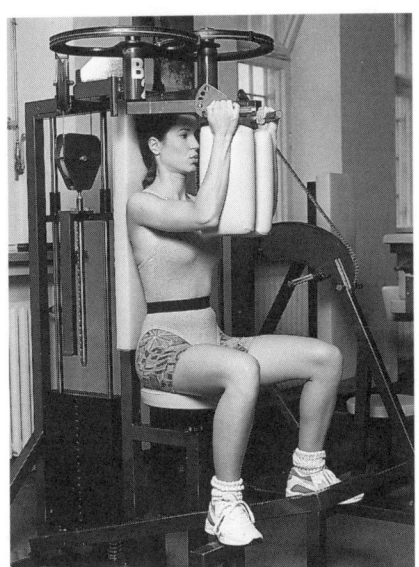

Fliegende Bewegungen an der Maschine Endposition

belarme, so daß jetzt Ihre Ober- und Unterarme etwa einen 90-Grad-Winkel bilden. Lassen Sie Ihre Arme von den beweglichen Hebelarmen so weit wie möglich nach hinten ziehen. Sie spüren jetzt, wie Ihre Brustmuskulatur gedehnt wird. Führen Sie nun Ihre Ellbogen nach vorn, bis sich die Polster vor Ihrer Brust berühren. Halten Sie das Gewicht für kurze Zeit in dieser Position; Ihre Brustmuskulatur ist jetzt maximal kontrahiert. Langsam und kontrolliert führen Sie die Polster in die Startposition zurück.

Atmung: Während Sie die Ellbogen zusammendrücken, atmen Sie aus, während Sie sie nach hinten führen, atmen Sie ein.

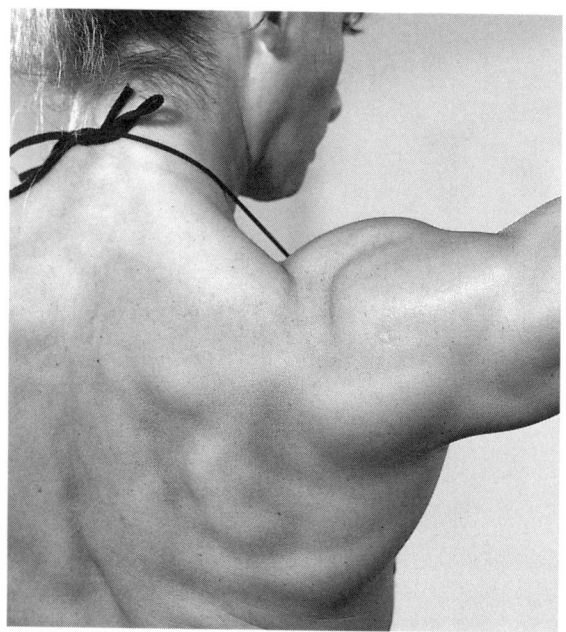

Schultermuskulatur

Neben dem großen Brustmuskel (Pectoralis major S. 43) und dem Kapuzenmuskel (Trapezius S. 36), der schon bei der Rückenmuskulatur beschrieben wurde, ist der Deltamuskel (Musculus deltoideus) der dritte wesentliche Muskel des Schultergürtels und der Schultergelenksmuskulatur. Er überspannt vom Schlüsselbein und der Schulterhöhe kommend das Schultergelenk und setzt an der Außenseite des Oberarms an. Seine wesentliche Funktion ist das Heben des Armes in alle Richtungen. Seinen Namen verdankt er seiner dreieckigen Gestalt, die durch seinen vorderen, mittleren und hinteren Kopf entsteht. Die drei Köpfe kontrahieren unterschiedlich stark, je nachdem welche Bewegung Sie mit dem Oberarm ausführen. Wenn Sie beispielsweise den Arm gestreckt nach vorn oben heben, arbeitet der vordere Kopf, heben Sie den Arm seitlich hoch, kontrahiert der mittlere Kopf, und für das Heben nach hinten ist der hintere Kopf verantwortlich. Vorderer und hinterer Kopf des Deltamuskels sind Antagonisten, deshalb kontrahiert sich der gesamte Komplex nur bei sehr wenigen Bewegungen in allen seinen Teilen. Die meisten Übungen beanspruchen zwei Köpfe dieser Muskelgruppe, viele Übungen trainieren nur einen Kopf.

Da der Schultergelenksbereich für Verletzungen sehr anfällig ist, müssen Sie ihn unbedingt vor Beginn des Trainings mit zwei leichten Sätzen und mit wenig Gewicht aufwärmen.

Langhanteldrücken im Stehen

Eine der wichtigsten Übungen für die Entwicklung des Deltamuskels. Der vordere Kopf wird am stärksten trainiert, der mittlere etwas weniger. Daneben ist das Langhanteldrücken im Stehen auch für die Ausbildung des oberen Teils des Trapezius und des Trizeps von Nutzen.

Ausführung: Stehen Sie aufrecht, die Füße geöffnet. Fassen Sie eine Langhantel mit etwas mehr als schulterbreitem Griff so, daß die Handinnenflächen nach oben zeigen, und halten Sie die Stange vor Ihrem Körper auf Schulterhöhe. Achten Sie darauf, daß sich die Ellbogen exakt unter der

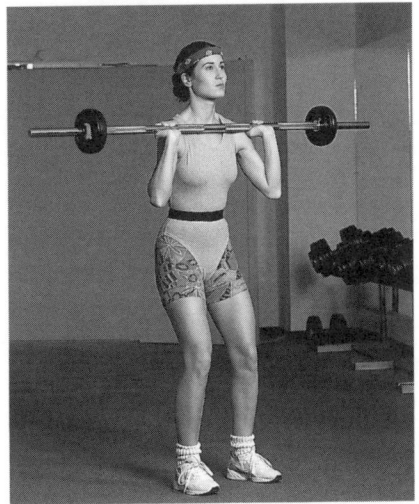

Langhanteldrücken im Stehen
Ausgangsposition

Langhanteldrücken im Stehen
Endposition

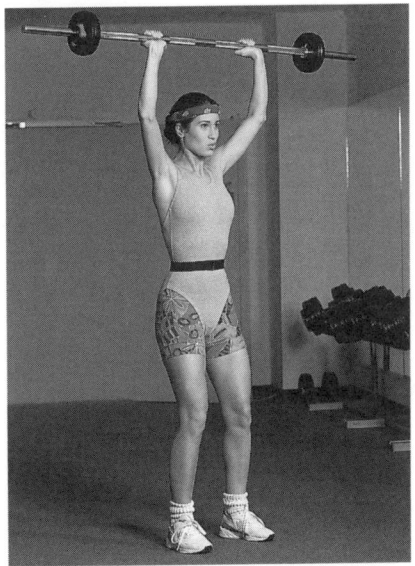

Stange befinden. Stehen Sie aufrecht, lehnen Sie sich, während Sie die Übung ausführen, nicht zurück, und fallen Sie nicht ins Hohlkreuz. Spannen Sie dazu Bauch und Gesäß an, und beugen Sie leicht die Knie. Drücken Sie die Hantel langsam nahe am Gesicht vorbei hoch, bis die Arme über dem Kopf vollkommen gestreckt sind. Die Stange muß sich nun direkt über den Schultergelenken befinden. Jetzt beugen Sie die Arme wieder, die Ellbogen zeigen nach unten, und senken die Langhantel langsam wieder in die Ausgangsstellung.

Atmung: Während Sie die Hantel heben, atmen Sie aus, während Sie sie senken, atmen Sie ein.

Nackendrücken im Sitzen

Nackendrücken im Sitzen belastet hauptsächlich den vorderen und mittleren Teil des Deltamuskels, sein hinterer Kopf, der Trapezius und der Trizepsmuskel werden sekundär mittrainiert.

Ausführung: Setzen Sie sich auf eine Schrägbank mit senkrecht gestellter Rückenlehne, und drücken Sie während der gesamten Ausführung der Übung Ihren Rücken an die Polsterung der Lehne, damit Sie nicht ins Hohlkreuz fallen. Greifen Sie die Langhantel mit etwas mehr als schulterbreitem Griff (Ihre Handinnenflächen zeigen nach oben), und legen Sie sie unter dem Nacken auf die Schultern. Die Ellbogen befinden sich genau unterhalb der Hantelstange. Drücken Sie jetzt das Gewicht langsam senkrecht nach oben, bis die Arme über

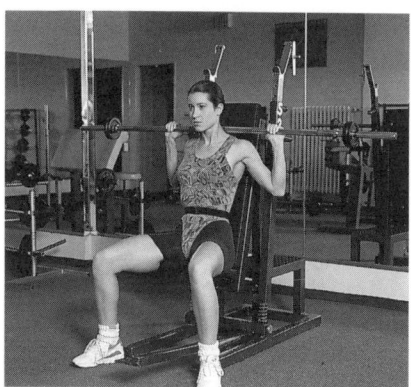

Nackendrücken im Sitzen
Ausgangsposition

Nackendrücken im Sitzen
Endposition

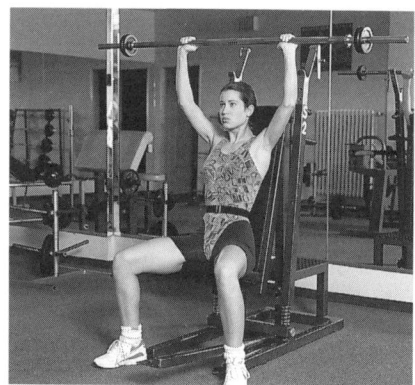

dem Kopf vollkommen gestreckt sind. Beugen Sie die Arme wieder, und kehren Sie anschließend in die Ausgangsposition zurück, um mit der nächsten Wiederholung den Satz fortzusetzen.

Atmung: Während Sie die Hantel heben, atmen Sie aus, während Sie sie senken, atmen Sie ein.

TIP: Sie können diese Übung auch im Stehen machen. Der Vorteil bei der sitzenden Ausführung ist jedoch, daß Sie gezwungen sind, den Rücken aufrecht zu halten, und auf diese Weise verhindern, sich während der Übung zurückzulehnen.

Kurzhanteldrücken

Den vorderen Kopf des Deltamuskels und den Trizeps des Armes trainiert das Kurzhanteldrücken in erster Linie. Daneben belastet es den Trapezius und die Brustmuskulatur.

Ausführung: Am besten gelingt die Übung auf einer Schrägbank mit möglichst steiler Rückenlehne. Dann ist es leichter, darauf zu achten, daß Ihr Rücken während der Übung gerade bleibt. Nehmen Sie zwei Kurzhanteln und heben Sie sie etwas über Schulterhöhe, die Handinnenflächen zeigen nach vorn, die Ellbogen links und rechts von Ihrem Körper weg nach unten. Drücken Sie die Gewichte jetzt senkrecht nach oben über den Kopf, bis Ihre Arme gestreckt sind. Am Ende der Bewegung können sich die Kurzhanteln über Ihrem Kopf berühren. Beugen Sie nun die Arme langsam wieder, bis die Hanteln auf Höhe des Halses sind.

Atmung: Während Sie die Hanteln heben, atmen Sie aus, während Sie sie senken, atmen Sie ein.

TIP: Sie können die Übung variieren, indem Sie die Handgelenke so drehen, daß die Handinnenflächen während der gesamten Übung einander zugewandt sind.

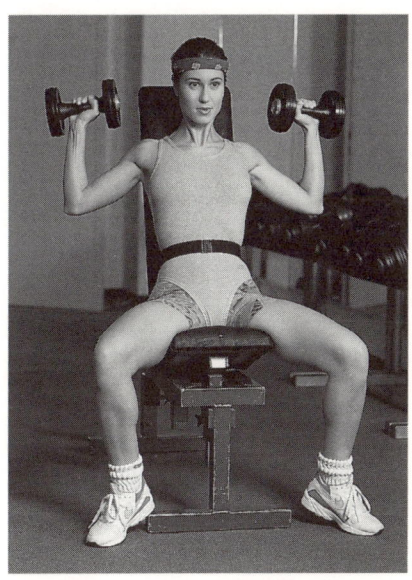

Kurzhanteldrücken Ausgangsposition

Kurzhanteldrücken Endposition

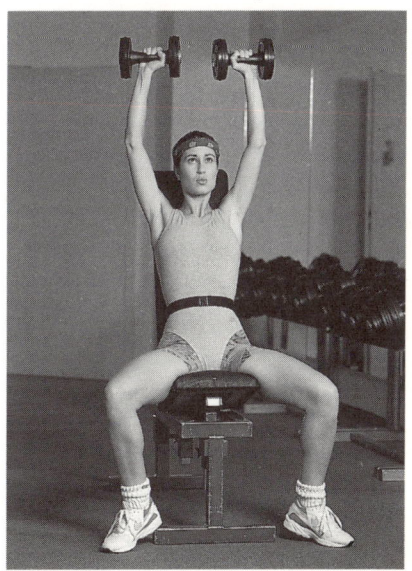

Kurzhantel-Seitheben im Stehen

Eine ausgezeichnete Übung zur Entwicklung des vorderen und mittleren Kopfes des Deltamuskels.

Ausführung: Im Stand, die Füße sind etwa schulterbreit geöffnet, halten Sie zwei Kurzhanteln so vor Ihrem Körper, daß sie Ihre Hüften berühren. Die Handinnenflächen sind einander zugewandt, die Arme in den Ellbogen leicht gebeugt. Beugen Sie nun leicht die Beine, und spannen Sie Ihre Bauch- und Gesäßmuskulatur an, damit sich das Becken aufrichtet. Behalten Sie diese Körperhaltung während der gesamten Übung bei. Heben Sie nun die Hanteln seitlich etwas nach vorn versetzt bis auf Schulter-

höhe. Halten Sie für einen Moment diese Position, und senken Sie dann die Gewichte auf gleichem Weg langsam in die Ausgangsstellung.

Sie müssen darauf achten, daß während des gesamten Bewegungsablaufs die Handteller zum Boden zeigen und Ihre Ellbogen immer leicht angewinkelt sind.

Atmung: Während Sie die Hanteln heben, atmen Sie aus, während Sie sie senken, atmen Sie ein.

TIP: Wenn Sie in der Endstellung die Hände leicht nach vorn drehen, so daß das vordere Ende der Hantel etwas tiefer liegt als das hintere, verstärkt sich die Belastung des mittleren

Kurzhantel-Seitheben im Stehen
Ausgangsposition

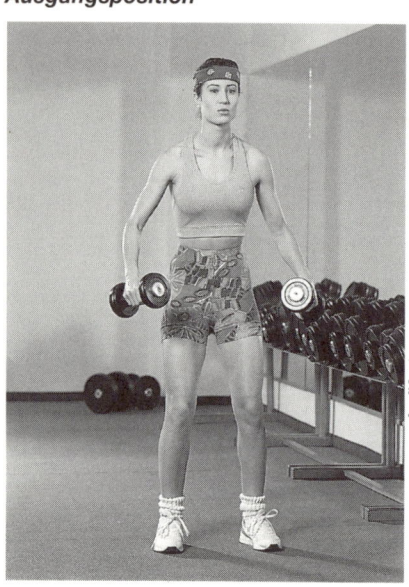

Kurzhantel-Seitheben im Stehen
Endposition

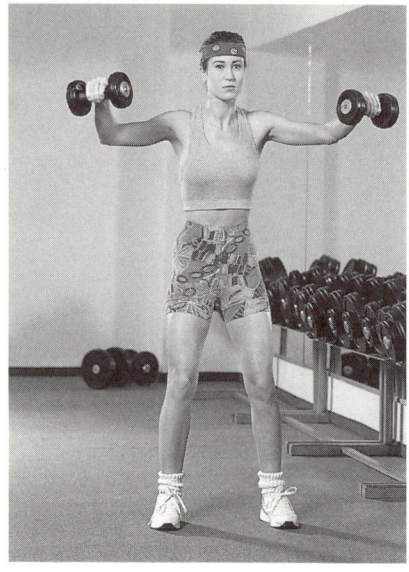

Deltakopfes. Wenn Sie hingegen die Handteller nach vorn drehen, wird der vordere Kopf des Deltamuskels stärker trainiert.

Kurzhantel-Frontheben

Wenn Sie gezielt den vorderen Deltakopf trainieren wollen, ist diese Übung ideal. Der mittlere Abschnitt des Armhebers wird dabei nur gering belastet.

Ausführung: Fassen Sie im Stand, die Füße sind etwa schulterbreit auseinander, zwei Kurzhanteln so, daß sie Ihre Oberschenkelvorderseite berühren. Die Handinnenflächen zeigen dabei zum Körper. Heben Sie die rechte Hand mit der Kurzhantel nach vorn oben bis auf Schulterhöhe, halten Sie das Gewicht kurz, und senken

Kurzhantel-Frontheben

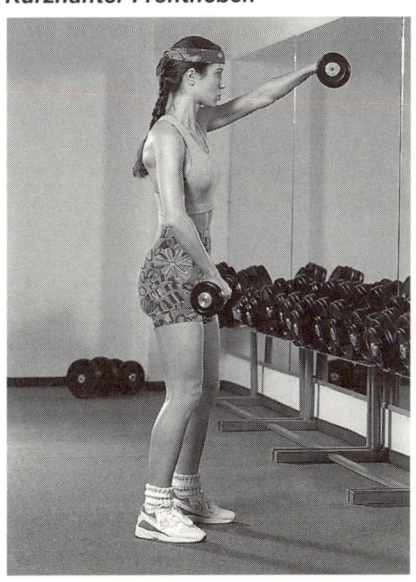

Sie es langsam wieder ab. Nun führen Sie die gleiche Bewegung mit dem linken Arm aus.

Während der Übung halten Sie die Arme gerade. Der Oberkörper bleibt während der Ausführung möglichst ruhig. Dies können Sie am besten erreichen, wenn Sie, wie beim Kurzhantel-Seitheben (S. 54), die Beine leicht beugen und Bauch und Gesäß anspannen. Achten Sie außerdem darauf, daß Sie beim Anheben keinen Schwung holen.

Atmung: Wenn Sie die Gewichte heben, atmen Sie aus, wenn Sie sie senken, atmen Sie ein.

Kurzhantel-Rückheben

Um den hinteren Kopf des Deltamuskels zu trainieren, bietet sich das Rückheben im Stand an. Trapezius und Trizeps werden mittrainiert.

Ausführung: Im Stand mit leicht geöffneten und gebeuglen Beinen spannen Sie Bauch und Gesäß an. Die Arme sind nach unten gestreckt, die Handinnenflächen zeigen zum Körper, die Hanteln sind nicht in Bewegung. Heben Sie nun, ohne vorher Schwung zu holen, die gestreckten Arme nach hinten, verharren Sie kurz in der Endposition, und kehren Sie dann langsam in die Ausgangsstellung zurück. Während Sie die Hanteln nach hinten heben, dürfen Sie den Oberkörper nicht nach vorn neigen und damit der Belastung ausweichen. Bevor Sie mit der nächsten Wiederholung beginnen, achten Sie darauf, daß die Hanteln wieder völlig zur Ruhe kommen.

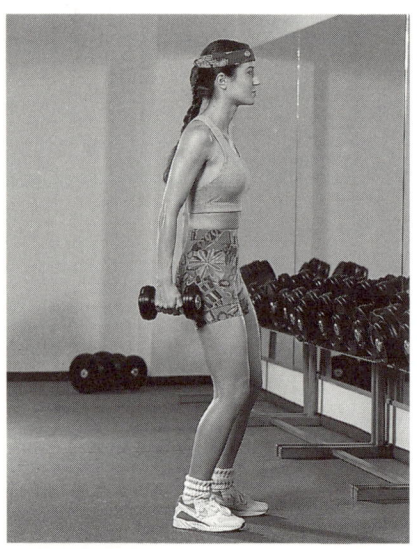

Kurzhantel-Rückheben
Ausgangsposition

Kurzhantel-Rückheben
Endposition

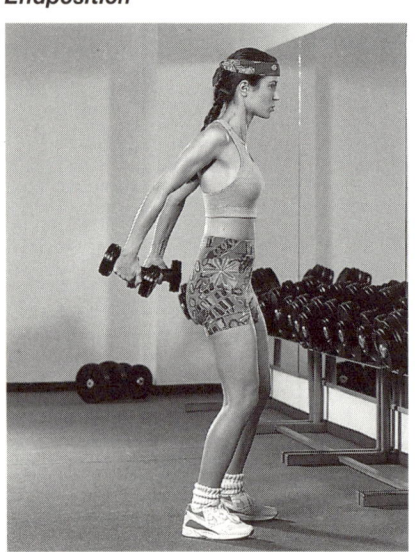

Atmung: Während Sie die Hanteln heben, atmen Sie aus, während Sie sie senken, atmen Sie ein.

Seitheben vorgebeugt im Sitzen

Den hinteren Kopf des Deltamuskels und den Trapezius entwickelt das Seitheben bei vorgeneigtem Oberkörper vor allem.

Ausführung: Setzen Sie sich mit geschlossenen Füßen an das Ende einer Flachbank, und nehmen Sie in jede Hand eine Kurzhantel. Beugen Sie Ihren Oberkörper vor, bis Sie mit der Brust die Oberschenkel berühren. Ihre Arme hängen senkrecht nach unten, die Ellbogen sind leicht angewinkelt, und Ihre Handgelenke so gedreht, daß die Handinnenflächen einander zugewandt sind. Heben Sie die Gewichte nun langsam seitlich bis etwas über Schulterhöhe, Ihr Oberkörper hält dabei vollen Kontakt mit den Beinen, die Ellbogen sind wie in der Ausgangsstellung leicht gebeugt. Halten Sie die Hanteln kurz in dieser Position, und führen Sie dann die Arme langsam wieder zurück.

Atmung: Während Sie die Hanteln heben, atmen Sie aus, während Sie sie senken, atmen Sie ein.

TIP: Es wird Ihnen vielleicht etwas schwer fallen, den Oberkörper auf den Oberschenkeln zu halten. Sie sollten sich jedoch besonders darauf konzentrieren, denn nur so können Sie gezielt den hinteren Deltakopf erreichen. Je höher Sie den Rumpf heben, desto mehr wird der mittlere Deltakopf belastet.

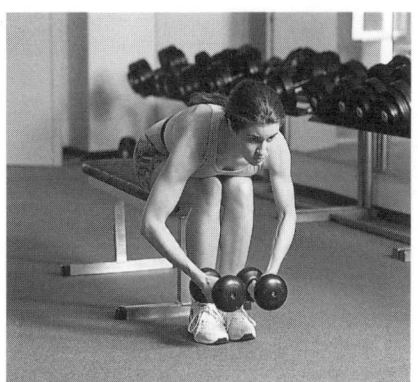 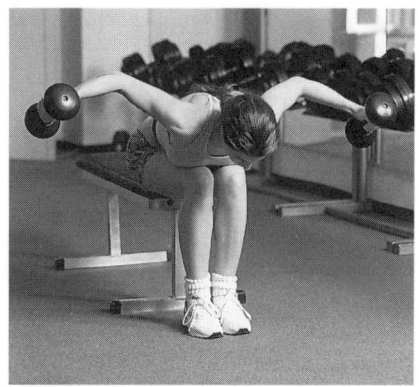

Seitheben vorgebeugt im Sitzen
Ausgangsposition

Seitheben vorgebeugt im Sitzen
Endposition

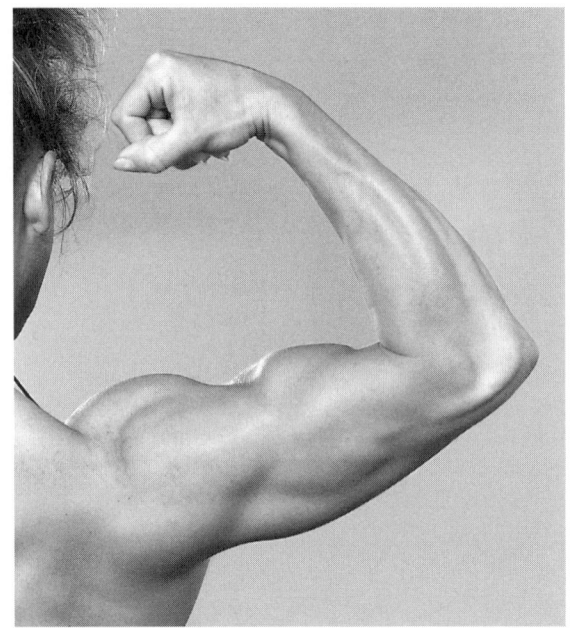

Arme

Von den Muskeln, die vom Schulter-
gürtel oder Oberarm über den Ellbogen an einem Unterarmknochen an-
setzen, sind die der Vorderseite des
Oberarmes reine Armbeuger, die der
Rückseite reine Armstrecker. Auf der
Rückseite befindet sich als einziger
Muskel der dreiköpfige Oberarmmus-
kel (Musculus triceps brachii), der an
der Schulter seinen Ursprung hat und
über eine große bandförmige Sehne
über den Ellbogen an der Elle ansetzt.
Neben seiner Hauptfunktion, den gebeugten Arm zu strecken, führt er zusätzlich den Arm an den Oberkörper
heran.

Die Muskulatur der Vorderseite des Armes ist zweigeteilt. Der kleinere Muskel ist der innere Armbeuger (Musculus brachialis). Er entspringt etwa auf halber Höhe des Oberarmknochens und setzt an der Elle an. Der Ursprung des zweiköpfigen Armmuskels (Musculus biceps brachii) befindet sich am Schultergelenk, sein Ansatz an der Speiche. Neben seinen Funktionen am Schultergelenk, die wir an dieser Stelle vernachlässigen können, beugt der Bizeps vor allem den Arm im Ellbogengelenk. Außerdem dreht er den Unterarm so, daß die Handfläche nach oben zeigt. Der Bizeps bildet nur 35% der gesamten Oberarmmuskulatur, der Trizeps an der Rückseite des Armes hat einen wesentlich größeren Anteil. Grundsätzlich sollten Sie sich beim Bodybuilding immer vor Augen halten, daß sowohl Bizeps als auch Trizeps kleine Muskeln sind, die Sie nicht wie Brust und Beine mit dem Einsatz von hohen Gewichten trainieren können.

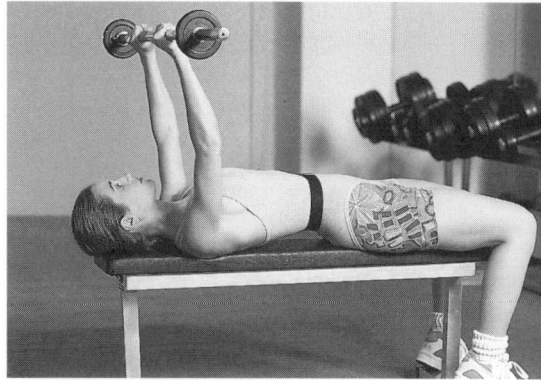

Trizepsdrücken im Liegen
Ausgangsposition

Trizepsdrücken im Liegen
Endposition

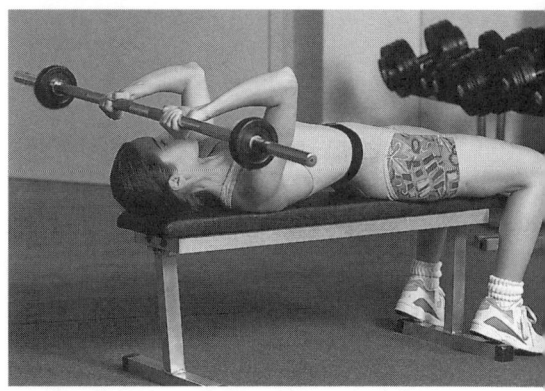

Trizepsdrücken im Liegen
Eine Basisübung für das Trizepstraining. Sie trainiert den gesamten dreigeteilten Muskelkomplex, vorwiegend aber den langen inneren Kopf.
Ausführung: Fassen Sie eine Langhantel in der Mitte der Stange, der Abstand Ihrer Hände sollte etwa 15 cm betragen. Wenn Sie sich anschließend in der korrekten Startposition befinden, müssen Ihre Handinnenflächen in Richtung Ihrer Füße zeigen. Legen Sie sich jetzt mit dem Rücken so auf eine Flachbank, daß der Kopf noch aufliegt und Ihre Füße, zur besseren Balance, links und rechts von der Bank fest auf dem Boden stützen. Strecken Sie Ihre Arme senkrecht nach oben. Aus dieser Startposition senken Sie die Hantel langsam nach hinten, bis sie annähernd Ihre Stirn berührt. Dabei bewegen sich nur Ihre Unterarme, die Oberarme bleiben

während der gesamten Übung in der Senkrechten. Ihre Ellbogen dürfen nicht nach außen wandern, weil dadurch der Trizeps nicht mehr richtig belastet wird.

Aus der tiefen Position drücken Sie das Gewicht ohne Schwung, nur mit der Kraft Ihres Trizeps, langsam wieder nach oben.

Atmung: Wenn Sie die Hanteln senken, atmen Sie ein, wenn Sie sie heben, atmen Sie aus.

Trizepsdrücken am Rollenzug

Trizepsdrücken am Rollenzug trainiert den gesamten Muskelkomplex des Trizeps, vorwiegend jedoch den äußeren Kopf.

Ausführung: Befestigen Sie etwa in Kopfhöhe eine kurze Stange an einem Kabelzug. Ihre Beine sind leicht gegrätscht, die Knie leicht angewinkelt und Bauch und Gesäß angespannt. Fassen Sie die Stange von oben, so daß Ihre Handinnenflächen zum Boden zeigen und Ihre Hände etwa 10 cm voneinander entfernt sind. Beugen Sie die Arme so weit, daß sich die Stange etwas unterhalb Ihres Kinns befindet, und pressen Sie die Oberarme fest seitlich an Ihren Oberkörper. Die Oberarme bewegen Sie während der Übung nicht.

Jetzt strecken Sie ganz langsam Ihre Arme. Wenn sie vollständig gestreckt sind, spannen Sie bewußt den Tri-

Trizepsdrücken am Rollenzug
Ausgangsposition

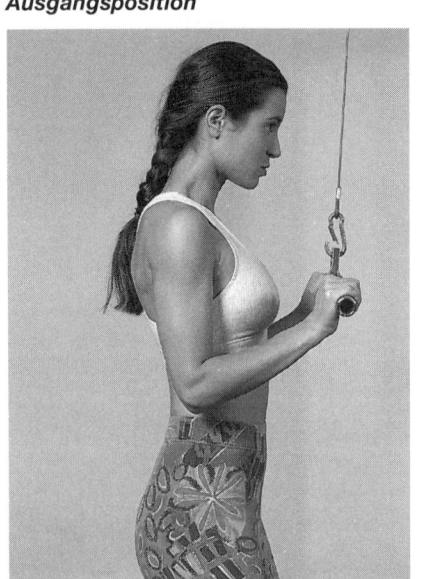

Trizepsdrücken am Rollenzug
Endposition

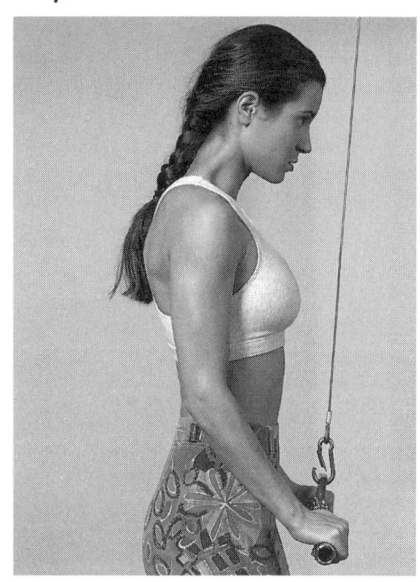

zepsmuskel an und halten für einen Moment diese Position. Erst dann führen Sie Ihre Unterarme wieder langsam in die Ausgangsstellung zurück.

Atmung: Atmen Sie beim Nach-unten-Drücken der Stange aus und beim Nach-oben-Führen wieder ein.

TIP: Es gibt verschiedene Typen von kurzen Stangen. Sie können entweder eine gerade Stange benutzen oder eine, die an beiden Enden leicht nach unten gebogen ist. Wechseln Sie ab.

Trizeps-Kurzhanteldrücken einarmig

Mit dieser Übung trainieren Sie ebenfalls den gesamten Trizepsmuskel, verstärkt jedoch dessen inneren und mittleren Kopf.

Ausführung: Nehmen Sie im Stand eine Kurzhantel in die linke Hand. Strecken Sie den linken Arm senkrecht nach oben, so daß die Handinnenfläche nach vorn zeigt. Damit Ihr Oberkörper aufrecht bleibt und nicht ins Hohlkreuz fällt, spannen Sie bewußt Ihre Bauch- und Gesäßmuskulatur an, und beugen Sie leicht Ihre Knie.

Führen Sie nun, ohne den Oberarm zu bewegen, der am Kopf anliegt, den linken Arm hinter Ihren Kopf, bis die Hantel annähernd etwa Ihre rechte Halsseite berührt. Ihr Ellbogen muß dabei nach oben zeigen und darf sich nicht von Ihrem Kopf wegbewegen. Wenn Ihr Arm maximal gebeugt ist, heben Sie die Hantel auf dem gleichen

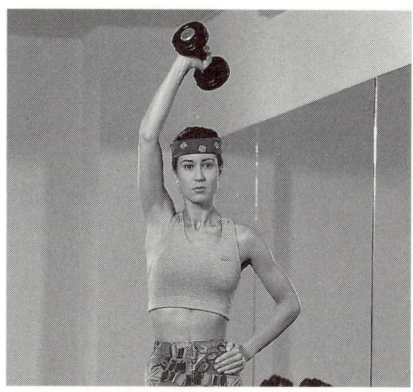

Trizeps-Kurzhanteldrücken einarmig Ausgangsposition

Trizeps-Kurzhanteldrücken einarmig Endposition

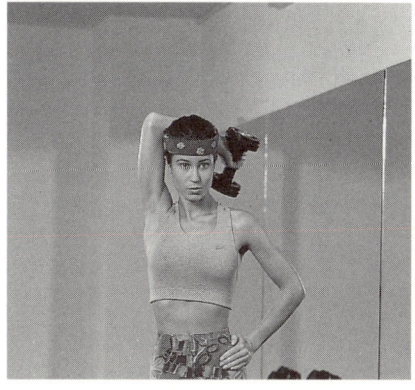

Weg, nur durch die Bewegung Ihres Unterarms, wieder in die Ausgangsposition zurück. Nach der gewünschten Anzahl der Wiederholungen führen Sie die gleiche Bewegung mit Ihrem rechten Arm aus.

Atmung: Atmen Sie beim Senken des Gewichts ein, beim Heben des Gewichts atmen Sie aus.

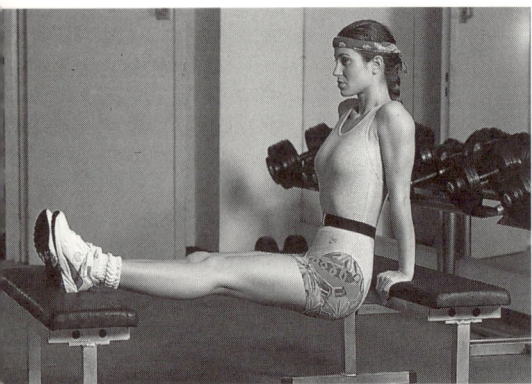

*Liegestütz rücklings Ausgangs-
position*

Liegestütz rücklings Endposition

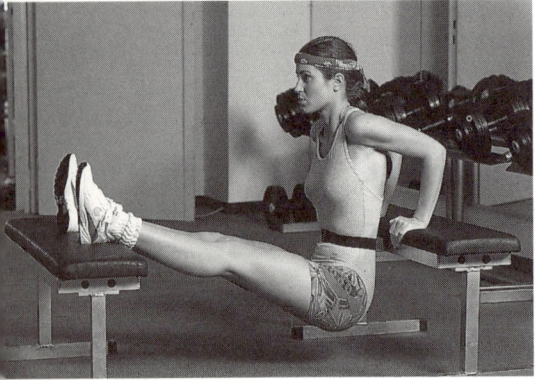

Liegestütz rücklings

Der Liegestütz rücklings ist hervorragend geeignet, um das Trizepstraining abzuschließen und den Trizeps nochmals richtig „aufzupumpen".

Ausführung: Stellen Sie in etwa einem Meter Abstand zwei Flachbänke parallel zueinander auf. Legen Sie Ihre Fersen auf die eine Bank, mit den Händen stützen Sie auf der anderen, die Finger zeigen dabei in Richtung Ihrer Füße. Ihre Arme und Beine müssen gestreckt und Ihre Hände möglichst nah beisammen sein. Indem Sie nun Ihre Arme soweit wie möglich beugen, senken Sie Ihren Körper zwischen den beiden Bänken. Ihre Ellbogen zeigen dabei nach hinten oben und dürfen nicht seitlich ausweichen. Aus der tiefen Position strecken Sie Ihre Arme wieder.

Atmung: Beim Senken Ihres Körpers atmen Sie ein, während Sie ihn heben, atmen Sie aus.

TIP: Wenn Ihnen die Übung in dieser Ausführung zu schwierig ist, dann stützen Sie auf der einen Bank nicht nur mit Ihren Fersen, sondern auch mit Ihren Unterschenkeln. Auf diese Weise müssen Sie weniger Ihres Körpergewichts bewegen.

Langhantelcurls im Stehen

Langhantelcurls sind die Basisübung für das Bizepstraining und dürfen in keinem Trainingsprogramm fehlen.

Ausführung: Fassen Sie im Stand mit schulterbreit geöffneten, leicht gebeugten Beinen und angespanntem Bauch und Gesäß eine Langhantel mit etwa schulterbreitem Untergriff (die Handinnenflächen zeigen vom Körper weg). Halten Sie die Stange mit gestreckten Armen, die Oberarme an den Rumpf gepreßt. Heben Sie nun mit der Kraft Ihres Bizeps das Gewicht bis auf Schulterhöhe an. In dieser Position halten Sie die Stange einige Sekunden und spannen bewußt den

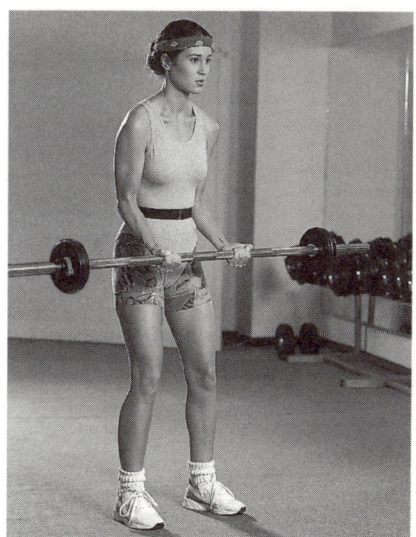

Langhantelcurls im Stehen
Ausgangsposition

Langhantelcurls im Stehen
Endposition

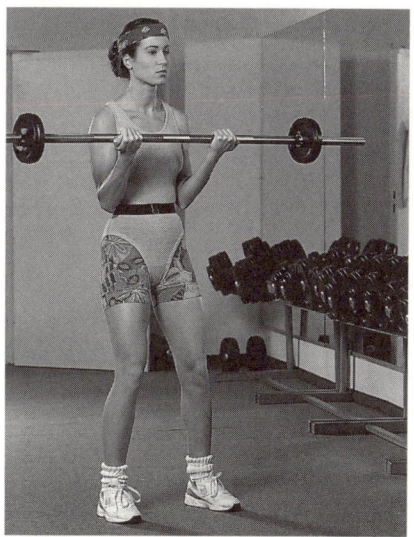

Bizeps so stark wie möglich an. Die Handgelenke dürfen nicht abknicken, sondern müssen gerade bleiben. Nun senken Sie das Gewicht ganz langsam wieder in die Ausgangsstellung.
Atmung: Während Sie das Gewicht heben, atmen Sie aus, beim Absenken atmen Sie ein.

TIP: Der Oberkörper muß während der Übung ruhig bleiben; Sie dürfen sich nicht Vor- oder Zurücklehnen, um die Stange leichter heben zu können. Falls Sie damit Probleme haben, halten Sie Ihren Rücken gegen eine Wand oder einen Pfosten.
Wenn Sie Ihre Ellbogen vom Oberkörper wegbewegen, führt dies ebenfalls dazu, daß der Bizeps nicht mehr ideal belastet wird. Konzentrieren Sie sich also darauf, die Oberarme während der gesamten Bewegung fest an den Oberkörper zu pressen.

Kurzhantelcurls im Sitzen

Wie die Ausführung mit der Langhantel trainiert auch diese Form sehr intensiv den Bizeps. Mit der Kurzhantel-Variante können Sie aber durch das Drehen der Unterarme analog zur Beugung den Bizeps stärker kontrahieren. Der Bizeps hat nämlich, wie bereits erwähnt, außer den Arm zu beugen, auch die Funktion, den Unterarm zu drehen.
Ausführung: Fassen Sie zwei Kurzhanteln, und setzen Sie sich aufrecht auf eine Schrägbank mit steil gestellter Rückenlehne. Die Füße stellen Sie fest auf den Boden, die Arme sind nach unten gestreckt. Halten Sie die

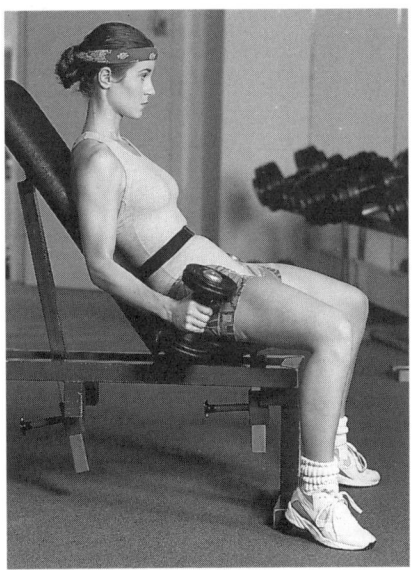

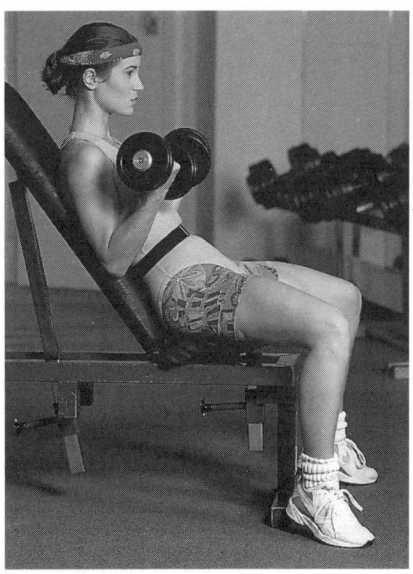

Kurzhantelcurls im Sitzen
Ausgangsposition

Kurzhantelcurls im Sitzen
Endposition

Gewichte so, daß die Handinnenflächen einander zugewandt sind, und pressen Sie die Oberarme fest an den Oberkörper, wo sie während der gesamten Übung bleiben. Führen Sie jetzt mit der Kraft Ihres Bizeps beide Gewichte in einem halbkreisförmigen Bogen nach vorn oben bis auf Schulterhöhe. Drehen Sie währenddessen die Handgelenke so, daß ab der zweiten Hälfte der Bewegung die Handinnenflächen nach oben zeigen. Wenn Sie die Gewichte auf Schulterhöhe gehoben haben, verharren Sie einen Moment in dieser Position, bevor Sie auf dem gleichen Weg und mit der entgegengesetzten Drehung des Unterarmes langsam wieder in die Startposition zurückkehren.

Atmung: Während Sie die Arme beugen, atmen Sie aus, beim Strecken atmen Sie ein.

TIP: Falls Sie die Handgelenke während der Übung nicht drehen, sondern einander zugewandt lassen, wird der Bizeps weniger belastet, dafür der Brachialis verstärkt trainiert.
Als weitere Möglichkeit können Sie die Kurzhanteln auch abwechselnd auf- und abbewegen. Während Sie eine heben, senken Sie die andere, so daß sie sich im Brustbereich kreuzen. Sie sollten dafür aber den Bewegungsablauf bereits beherrschen.

Langhantelcurls auf der Scott-Bank

Langhantelcurls auf der Scott-Bank sind hervorragend geeignet, um den Bizeps aufzubauen, speziell den unteren Bizepsbereich nahe dem Ellbogen.

Ausführung: Lehnen Sie sich so über eine Scott-Bank, daß die obere Kante des Pults mit Ihrer Achselhöhle abschließt. Die Arme strecken Sie vollständig und stützen damit parallel auf der Schräge des Pults. Fassen Sie eine Langhantel, die Handinnenflächen zeigen dabei nach oben, und ziehen Sie die Stange mit der Kraft Ihres Bizeps nach oben bis zum Kinn. Die Handgelenke bleiben dabei gerade. Verharren Sie kurz in dieser maximal kontrahierten Stellung, und senken Sie das Gewicht dann bewußt langsam wieder in die Ausgangsposition zurück. Sie dürfen auf keinen Fall durch zu schnelles Senken Schwung für das Wiederanheben nehmen.

Atmung: Während Sie das Gewicht heben, atmen Sie aus, während Sie es senken, atmen Sie ein.

TIP: Bei dieser Übung sollten Sie die Hantel mal etwas enger und mal etwas weiter greifen, um den Muskel unterschiedlichen Reizen auszusetzen. Je enger der Griff, desto mehr trainieren Sie den inneren Teil des Bizeps, je weiter Sie greifen, um so mehr trainieren Sie dessen äußeren Abschnitt. Auch bietet es sich an, anstatt mit der Langhantel gelegentlich mit einer Kurzhantel zu trainieren. Dann absolvieren Sie zuerst eine be-

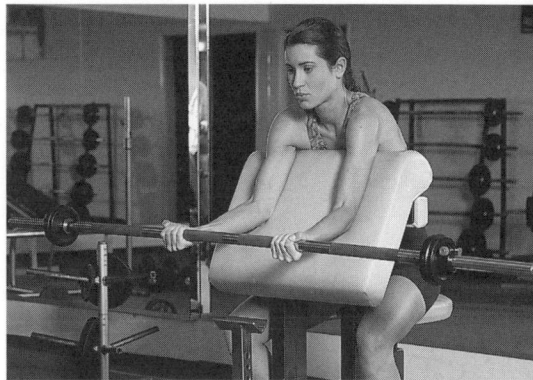

**Langhantelcurls auf der Scott-Bank
Ausgangsposition**

**Langhantelcurls auf der Scott-Bank
Endposition**

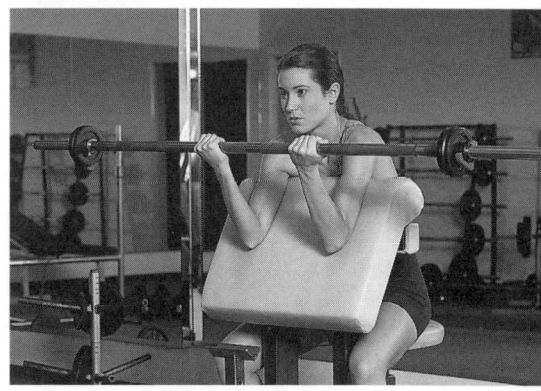

stimmte Wiederholungszahl mit dem einen Arm, anschließend die gleiche mit dem anderen Arm. Falls Sie keine Scott-Bank zur Verfügung haben, können Sie auch eine Schrägbank im Winkel von etwa 45 Grad benutzen.

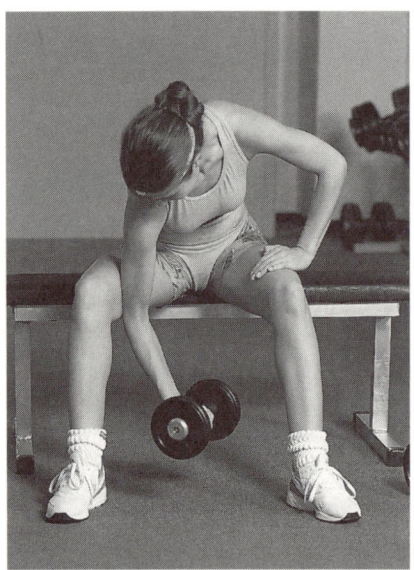 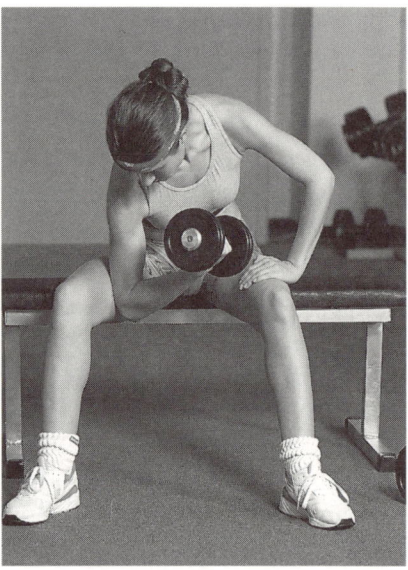

Kurzhantelcurls im Sitzen einarmig
Ausgangsposition

Kurzhantelcurls im Sitzen einarmig
Endposition

Kurzhantelcurls im Sitzen einarmig

Damit trainieren Sie primär den Bizeps. Gerade bei einarmigen Curls können Sie sich besser auf den einen arbeitenden Muskel konzentrieren.

Ausführung: Setzen Sie sich mit deutlich geöffneten Beinen und nach vorn geneigtem, geradem Oberkörper auf eine Flachbank. Der rechte Arm ist nach unten zwischen Ihre Beine gestreckt, der Oberarm liegt mit der Rückseite am Oberschenkel an. Fassen Sie nun eine Kurzhantel, und heben Sie sie langsam bis auf Schulterhöhe. Dabei bewegt sich nur der Unterarm, der Oberarm bleibt in Kontakt mit dem Oberschenkel. Das Handgelenk bleibt gerade. Senken Sie das Gewicht anschließend auf dem gleichen Weg, bis Ihr Arm wieder gestreckt ist. Nach der entsprechenden Anzahl der Wiederholungen führen Sie die gleiche Bewegung mit dem linken Arm aus.

Atmung: Während Sie die Hantel heben, atmen Sie aus, während Sie sie senken, atmen Sie ein.

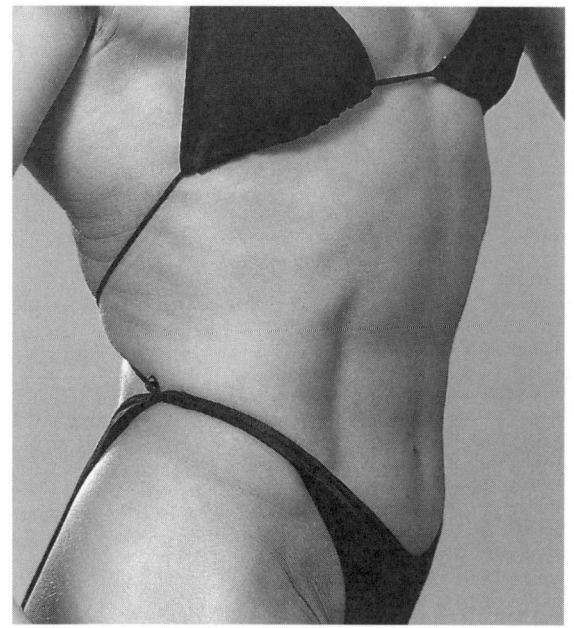

Bauchmuskulatur

Diese Muskelgruppe der Körpermitte ist von außerordentlicher Bedeutung. Nicht nur, daß ein straffer, flacher Bauch als wesentliches Schönheitsmerkmal gilt, sondern vor allem der Umstand, daß die Bauchmuskeln zusammen mit den Rückenmuskeln die wichtigsten Träger des menschlichen Skeletts sind, spricht für diese Behauptung. Eine gut ausgebildete Bauchmuskulatur entlastet die Wirbelsäule und beugt damit Beschwerden im unteren Rückenbereich vor.

Die Bauchwandmuskulatur besteht eigentlich aus drei Schichten. Außen befinden sich die äußeren schrägen

Bauchmuskeln (Musculus obliquus externus abdominis), die von den Außenseiten der unteren Rippen entspringen und schräg zum Darmbeinkamm nach vorn abwärts ziehen. Sie drehen bei einseitiger Kontraktion den Rumpf und neigen ihn seitwärts, bei beidseitiger Kontraktion neigen sie den Rumpf nach vorn. In der nächsttieferen Schicht verlaufen die inneren schrägen Bauchmuskeln (Musculus obliquus internus abdominis) und darunter der quere Bauchmuskel (Musculus transversus abdominis), dessen Fasern seitlich horizontal von hinten nach vorn ziehen. Jede dieser Muskelschichten hat eine eigene Funktion, und im Zusammenspiel ermöglichen sie viele verschiedene Rumpfbewegungen.

Der gerade Bauchmuskel (Musculus rectus abdominis) ist ein großer, flacher Muskel, der senkrecht vom Schambein bis hinauf zum Brustbein zieht und den Oberkörper nach vorn neigt. Der gerade und der quere Bauchmuskel bilden eine senkrecht stehende, die beiden schrägen Bauchmuskeln eine diagonal verlaufende Kreuzgurtung der Bauchwand. Durch diese Anordnung ist es möglich, den Rumpf zu drehen, zu beugen und zur Seite zu neigen. Außerdem bildet die Bauchmuskulatur eine kräftige Schutzdecke für die Eingeweide. Sie gewährleistet außerdem, daß man den Brustkorb aktiv dem Becken nähern kann, beispielsweise beim Heben des Rumpfes aus der Rückenlage. Aber auch beim Heben und Tragen von Lasten genügt der Rükkenstrecker alleine nicht; die Bauchmuskulatur wird dabei maximal angespannt. Sehr wichtig ist ihre stabilisierende Funktion: Im Zusammenspiel mit der Rückenmuskulatur verspannt sie die Wirbelsäule so, daß sie deren elastische Doppelkrümmung beim Stehen und Gehen erhält.

Tips für das Bauchmuskeltraining

Benutzen Sie das Bauchmuskeltraining nicht nur als Aufwärmübung. Gerade beim Training dieser Muskeln ist absolute Konzentration oberstes Gebot. Wenn Sie richtig trainieren, muß es bei jedem Satz in der Bauchmuskelgruppe „brennen". Ich empfehle Ihnen, während des Bauchmuskeltrainings die Muskeln bei jedem Satz vollständig angespannt zu lassen. Wenn Sie dann trotzdem sehr viele Wiederholungen schaffen und kein Brennen verspüren, liegt das mit großer Wahrscheinlichkeit nicht an Ihrer guten Bauchmuskulatur, sondern daran, daß Sie die Übung nicht korrekt ausführen. In diesem Fall sollten Sie die Übungsbeschreibung mit Ihrem Bewegungsablauf vergleichen und sich im Zweifelsfall von einem kompetenten Partner korrigieren lassen. Hat sich auf Ihrer Bauchmuskulatur eine Fettschicht gebildet, dann wird diese durch Bauchmuskeltraining alleine allerdings nicht abgebaut. Denn eine lokale Fettverbrennung gibt es nicht.

Fett wird nur durch richtiges Ausdauertraining im ganzen Körper aus den Fettzellen mobilisiert und verbrannt. Es gibt eine Vielzahl verschiedener Bauchmuskelübungen. Ich möchte Ihnen hier aber nur eine kleine Auswahl der Trainingsformen vorstellen, von denen ich überzeugt bin. Viele Übungen für die Bauchmuskulatur haben nämlich den Nachteil, daß sie die Wirbelsäule belasten – wie beispielsweise das Anheben der gestreckten Beine aus dem Liegen, das unweigerlich zu einer Hohlkreuzstellung führt – und die Bandscheiben nach hinten gepreßt werden. Auch bin ich der Meinung, daß das weit verbreitete schwungvolle Rumpfdrehen mit einem Stock oder einer Hantelstange im Nacken den Wirbelgelenken mehr Schaden als Nutzen bringt. Sehr bald, wenn Sie das Training ernst nehmen, werden Sie für Ihren Körper die Sensibilität entwickeln, die Sie spüren läßt, was speziell Ihrem Körper gut tut und was ihm eher schadet.

Bauchpressen

Mit seinen Varianten ist das Bauchpressen die Grundübung für das Training der Bauchmuskulatur. Auf deren verschiedene Wirkungsweisen und auf unterschiedliche Könnensstufen können Sie damit ideal eingehen.

Ausführung (Grundübung): Stellen Sie in Rückenlage Ihre Füße dicht ans Gesäß. Ihre Hände legen Sie auf den Bauch. Die Lendenwirbelsäule drükken Sie gegen den Boden. Heben Sie nun durch Kontraktion der Bauchmuskulatur den Oberkörper so weit

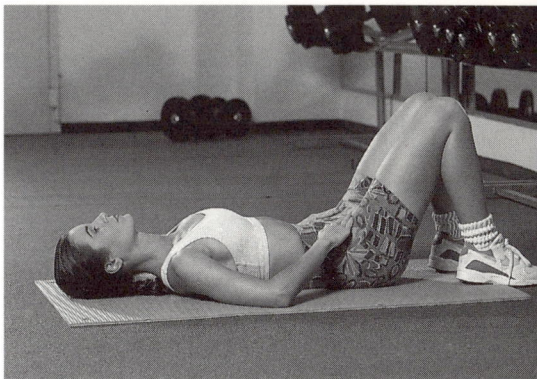

*Bauchpressen Grundübung
Ausgangsposition*

*Bauchpressen Grundübung
Endposition*

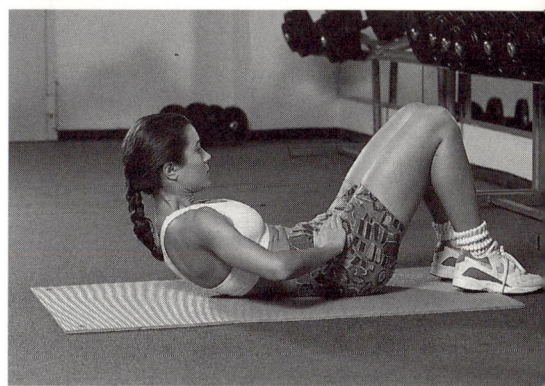

an, daß die Lendenwirbelsäule noch den Boden berührt. Pressen Sie nicht das Kinn auf die Brust, sondern halten Sie den Kopf aufrecht und blicken Sie dabei nach vorn oben oder zur Decke. Verharren Sie kurz in dieser Position und kehren Sie dann langsam in die Ausgangsstellung zurück, ohne dort die Bauchmuskulatur wäh-

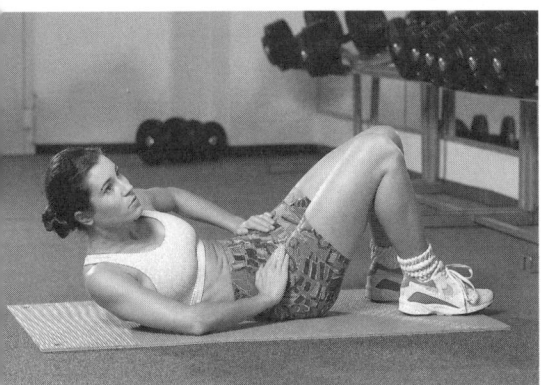

**Bauchpressen Variante 1
Endposition**

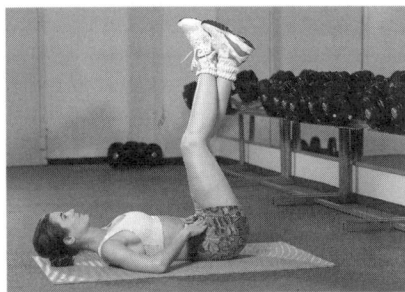

**Bauchpressen Variante 2
Ausgangsposition**

rend eines Satzes völlig zu entspannen.

Variante 1: Aus der Ausgangsposition der Grundübung heben Sie Ihren Oberkörper so weit an, daß die Lendenwirbelsäule den Boden noch berührt und drehen ihn, bei jeder Wiederholung abwechselnd, nach links und nach rechts. Auf diese Weise trainieren Sie vorrangig die schrägen Bauchmuskeln.

Variante 2: Sie verändern die Ausgangsposition, indem Sie Ihre Beine (nicht vollständig) zur Decke strecken und überkreuzen. Ihr Hüftgelenk bildet einen Winkel von 90 Grad. Führen Sie nun den Bewegungsablauf der Grundübung aus, d. h., Sie heben den Oberkörper so weit, daß die Lendenwirbelsäule den Boden noch berührt.

Variante 3: Aus der Ausgangsposition von Variante 2 heben Sie Ihren Oberkörper so weit, daß die Lendenwirbelsäule noch den Boden berührt und drehen ihn, bei jeder Wiederholung abwechselnd, nach links und nach rechts.

**Bauchpressen Variante 2
Endposition**

**Bauchpressen Variante 3
Endposition**

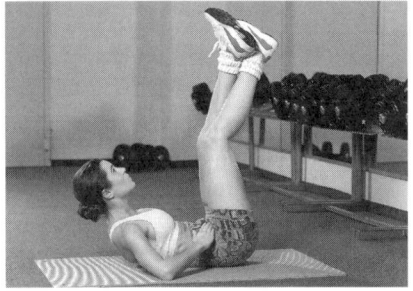

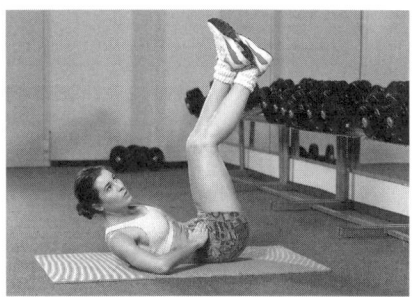

Variante 4: Die Ausgangsposition entspricht der von Variante 2. Heben Sie nun durch Kontraktion vorrangig der unteren Bauchmuskulatur Ihr Gesäß vom Boden ab, so daß sich die Oberschenkel senkrecht nach oben bewegen. Achten Sie darauf, daß Sie nicht durch Schaukeln Schwung holen, denn dann wird die Bauchmuskulatur nicht richtig belastet. Zur Stabilisierung können Sie die Hände mit leicht gebeugten Armen neben das Gesäß legen.

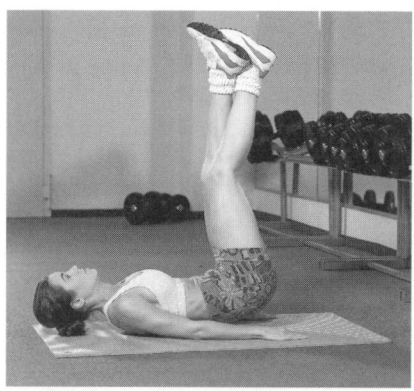

Bauchpressen Variante 4
Endposition

Variante 5: Die Ausgangsposition entspricht der von Variante 2. Verbinden Sie nun die Bewegungsabläufe der Varianten 2 und 4. Sie heben also den Oberkörper und das Gesäß durch Kontraktion der oberen und unteren Bauchmuskulatur gleichzeitig vom Boden ab und balancieren in der Endstellung auf dem unteren Rücken.

Variante 6: Jetzt verbinden Sie die Bewegungsabläufe der Varianten 3 und 4. Sie heben also durch Kontraktion der unteren und oberen Bauchmuskulatur das Gesäß und den Oberkörper gleichzeitig vom Boden ab und balancieren in der Endposition auf dem unteren Rücken. Während der Kontraktion drehen Sie zusätzlich den Oberkörper, bei jeder Wiederholung abwechselnd, nach links und nach rechts. Diese Spielart der Bauchpresse erfordert neben einem nicht unbeträchtlichen Kraftniveau auch koordinatorisches Geschick.

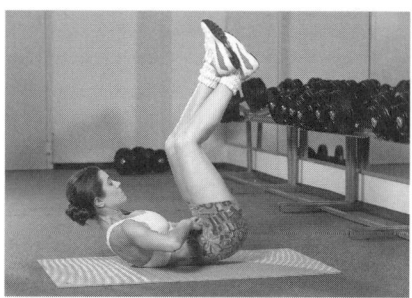

Bauchpressen Variante 5
Endposition

Bauchpressen Variante 6
Endposition

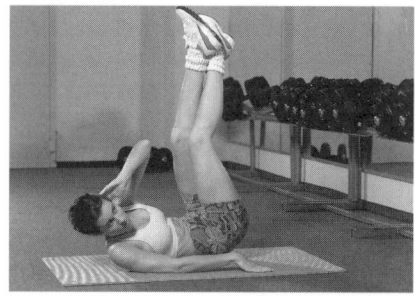

Atmung: Während Sie die Bauchmuskulatur kontrahieren, atmen Sie aus, während Sie die Anspannung lösen, atmen Sie ein.

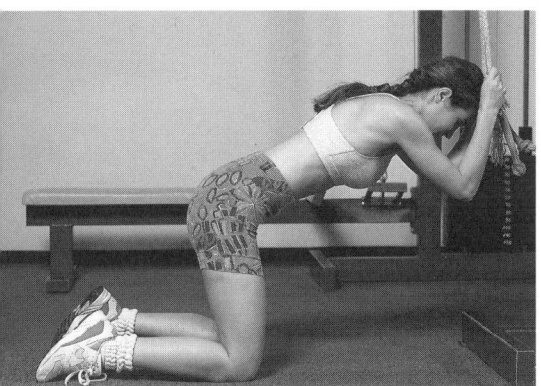

Seilzüge Ausgangsposition

Seilzüge Endposition

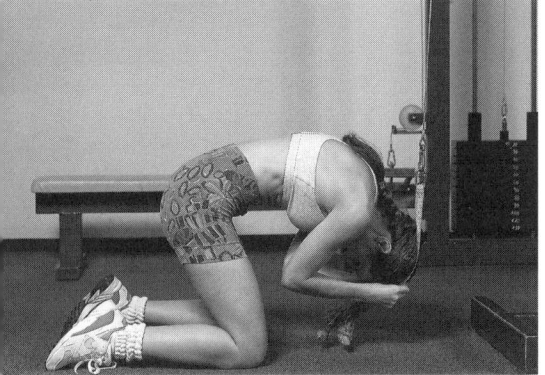

Seilzüge

Der gesamte gerade Bauchmuskel ist Ziel dieser Übung. Mittrainiert werden zudem die unteren Partien des Latissimus.

Ausführung: Knien Sie sich etwa einen halben Meter vom Kabelseilzug entfernt mit Blick zum Seil auf den Boden. Fassen Sie die Enden des Seils so, daß Ihr Oberkörper aufgerichtet ist und die Arme nach vorn oben gestreckt sind. Sie können am Kabelseilzug die Hanghöhe des Seils auf Ihre Größe einstellen. Beugen Sie sich jetzt vor, und ziehen Sie das Seil und Ihren Oberkörper mit der Kraft Ihrer Bauchmuskeln nach unten, bis Sie mit den Händen fast den Boden berühren. Die Zugbewegung kommt nicht aus Ihren Armen, sondern bewußt aus Ihrem Bauch. Kehren Sie dann in die Ausgangsposition zurück, und wiederholen Sie die Bewegung, bis ein Satz vollständig ist.

Atmung: Während Sie ziehen, atmen Sie aus, wenn Sie den Rumpf wieder aufrichten, atmen Sie ein.

Trainingspläne

Wenn Sie noch nie mit Gewichten trainiert haben, sollten Sie sich am Anfang nicht zuviel zumuten. Sie müssen auf niedrigem Niveau einsteigen, sich und Ihre Muskulatur langsam an die Belastung gewöhnen und die Intensität erst mit der Zeit steigern. Einen Muskelkater können Sie wahrscheinlich trotzdem nicht vermeiden, aber er ist ja auch ein Zeichen dafür, daß der Körper reagiert. Prinzipiell aber gilt, daß ein Muskelkater nicht erstrebenswert ist, denn er ist Signal einer Überforderung. Falls es aber doch einmal nach ein bis zwei Tagen in Ihren Muskeln rumort, so unterbrechen Sie das Training nicht, sondern üben Sie weiter, unter Umständen mit verminderter Intensität. Sie können auch verkaterten Muskelgruppen ausweichen, indem Sie jeweils andere Abschnitte belasten.

Bodybuilding-Anfänger, die in guter körperlicher Verfassung sind, sollten sich etwa zwei Wochen Zeit nehmen, um sich langsam an das Training zu gewöhnen. Wenn Sie so völlig untrainiert sind, ist eine Anpassungszeit von bis zu vier Wochen angebracht.

Beim allerersten Training führen Sie von jeder Übung nur einen Satz aus und verwenden zudem ein relativ leichtes Gewicht. Erst in den darauffolgenden Trainingseinheiten steigern Sie die Anzahl der Sätze. Sind Sie bei der im Plan vorgegebenen Satzzahl angekommen, dann steigern Sie das Gewicht.

Mit welchem Gewicht Sie beginnen, ist von vielen Faktoren abhängig und individuell sehr verschieden. Auf jeden Fall darf die aufgelegte Last am Anfang nicht zu schwer sein, damit Sie den richtigen Bewegungsablauf der Übung leicht lernen. Wenn Sie mit deren Ausführung vertraut sind, wählen Sie das Gewicht so, daß Sie die vorgegebene Wiederholungszahl bewältigen können. Die letzten Wiederholungen müssen dann allerdings schon etwas anstrengend sein. Schaffen Sie Ihr komplettes Trainingsprogramm ohne Probleme, steigern Sie die Gewichte entsprechend Ihren Fortschritten. Die letzten Wiederholungen müssen auch dann stets richtig anstrengend sein, so daß Sie sich ein wenig plagen müssen. Und nie vergessen: Die korrekte Ausführung einer Übung ist entscheidend für deren Wirkungsgrad.

Programme für Einsteiger

Mein Vorschlag für ein Anfängertraining ist in zwei Stufen gegliedert. Sie belasten als Neuling in jeder Trainingseinheit alle unterschiedlichen Muskelpartien, so daß Ihr ganzer Körper beansprucht wird. Trainieren Sie dreimal pro Woche, am besten immer mit einem Ruhetag zwischen den Trainingstagen. Führen Sie von jeder

Stufe 1

Übung	Sätze	Wiederholungen
Beinpresse	3	10–15
Beinbizepscurl	2	8–12
Wadenheben im Sitzen	3	10–15
Kabelziehen	2	8–12
Seilrudern im Sitzen	2	8–12
Bankdrücken	2	8–10
Fliegende Bewegungen	2	6–10
Kurzhantel-Seitheben	2	6– 8
Trizepsdrücken am Rollenzug	2	8–12
Langhantelcurls im Stehen	2	10–15
Bauchpressen	1	20–30

Stufe 2

Übung	Sätze	Wiederholungen
Kniebeuge	3	8–12
Beinstrecken	2	10–12
Beinbizepscurl	3	8–12
Wadenheben im Stehen	4	15–20
Kabelziehen	3	8–12
Rudern mit der Langhantel	2	8–12
Schrägbankdrücken	3	8–10
Fliegende Bewegungen	3	8–12
Nackendrücken im Sitzen	3	6–10
Kurzhantel-Seitheben	2	8–12
Trizepsdrücken im Liegen	3	8–12
Trizeps-Kurzhanteldrücken	2	8–10
Langhantelcurls im Stehen	3	10–12
Kurzhantelcurls im Sitzen	2	10–12
Bauchpressen	2	20–30
Seilzüge	2	15–20

Übung die in den Tabellen angegebenen Sätze aus, wobei Sie zwischen den Sätzen etwa eine Minute Pause einlegen. Erst wenn Sie eine Übung abgeschlossen haben, wenden Sie sich der nächsten zu.

Auf keinen Fall dürfen Sie vor dem Training das Aufwärmen vergessen! Diese erste Stufe des Anfängertrainings sollten Sie etwa sechs Wochen lang durchführen, dann erst gehen Sie auf die Stufe 2 des Trainings über.

Auf der zweiten Stufe des Anfängertrainings empfehle ich, etwa zwei bis drei Monate lang zu trainieren. Wenn Sie in dieser Zeit regelmäßig und konzentriert das Trainingsprogramm durchführen, werden Sie sich bald so sicher und stark fühlen, daß Sie auf dem Fortgeschrittenenlevel weitermachen wollen.

jeder Einheit durch. Diese Einteilung hat den Vorteil, daß Sie die einzelnen Muskelpartien intensiver trainieren und mehrere verschiedene Übungen und/oder mehr Sätze pro Übung ausführen können.

Im nächsten Stadium (Stufe 4) verteilen Sie Ihr Trainingsprogramm auf drei verschiedene Tage. Sie trainieren beispielsweise Beine, Waden, Trizeps und Bauch an einem Tag, Rücken, Brust, Schultern und Bauch am nächsten Tag und in der dritten Trainingseinheit vorwiegend Gesäß, Waden, Bizeps und Bauch.

Es ist also nicht schwer, das Training ganz auf Ihre individuellen Bedürfnisse anzupassen. Wichtig ist aber immer, daß Sie keine Körperpartie vernachlässigen und damit einseitig trainieren.

Programme für Fortgeschrittene

Im Fortgeschrittenenstadium ist es sinnvoll, nicht an jedem Trainingtag das gleiche Programm zu absolvieren. Vielmehr sollten Sie an aufeinanderfolgenden Trainingstagen, unabhängig davon, ob ein Tag Pause dazwischenlag oder nicht, verschiedene Muskelpartien trainieren. Beispielsweise können Sie mit einem Zwei-Tage-Programm (Stufe 3) beginnen, d. h., an einem Tag trainieren Sie nur Beine, Rücken und Waden, am anderen Trainingstag Brust, Schultern und Arme. Bauchtraining führen Sie in

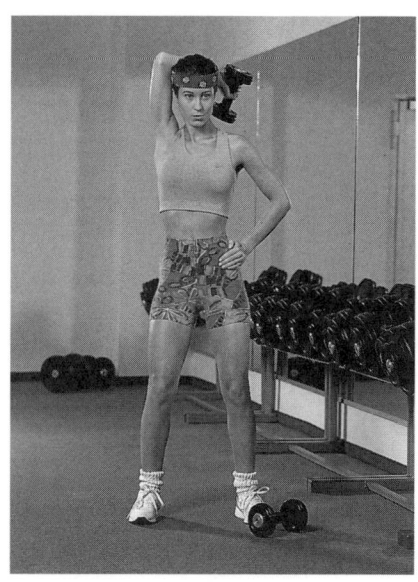

Stufe 3
Montag und Donnerstag

	Übung	Sätze	Wiederholungen
Oberschenkel	Kniebeuge	4	10–12
und Gesäß	Beinpresse	3	10–15
	Beinstrecken	3	8–12
	Beinbizepscurl	4	8–12
Waden	Wadenheben im Stehen	4	15–20
	Wadenheben im Sitzen	4	15–20
Rücken	Hyperextensionen	3	10–15
	Kabelziehen	3	10–15
	Seilrudern im Sitzen	3	8–12
	Einarmiges Rudern	3	8–12
Bauch	Bauchpressen	4	20–30
	Seilzüge	3	15–20

Dienstag und Freitag

	Übung	Sätze	Wiederholungen
Brust	Schrägbankdrücken (Kurzhantel)	4	8–10
	Langhanteldrücken auf der Negativbank	3	10–12
	Fliegende Bewegungen	3	10–12
Schultern	Nackendrücken	4	8–12
	Kurzhantel-Seitheben	3	8–12
	Kurzhantel-Frontheben	3	8–12
Arme	Trizepsdrücken im Liegen	4	8–12
	Trizepsdrücken am Rollenzug	3	8–12
	Langhantelcurls im Stehen	4	10–15
	Kurzhantelcurls im Sitzen	3	10–12
Bauch	Bauchpressen	3	20–30
	Seilzüge	4	15–20

Stufe 4
1. Tag

	Übung	Sätze	Wiederholungen
Oberschenkel	Hyperextensionen	3	10–15
und Gesäß	Beinpressen	4	10–15
	Kniebeugen	4	8–12
	Beinstrecken	4	10–12
	Beinbizepscurl	4	8–12
Waden	Wadenheben im Stehen	4	15–20
	Wadenheben an der Beinpresse	3	15–20
Trizeps	Trizepsdrücken im Liegen	4	8–12
	Trizepsdrücken am Rollenzug	3	10–12
	Einarmiges Trizepsdrücken	3	10–12
Bauch	Bauchpressen	4	20–30
	Seilzüge	4	20–25

2. Tag

	Übung	Sätze	Wiederholungen
Rücken	Rudern mit der Langhantel	3	10–12
	Kabelziehen	4	8–12
	Einarmiges Rudern	3	8–12
	Kurzhantelüberzüge	4	10–12
Brust	Bankdrücken	4	8–12
	Schrägbankdrücken	3	10–12
	Fliegende Bewegungen	3	10–12
Schultern	Kurzhanteldrücken	4	8–12
	Kurzhantel-Seitheben	3	10–12
	Seitheben vorgebeugt	3	10–12
Bauch	Bauchpressen	4	20–30
	Seilzüge	4	15–20

Stufe 4
3. Tag

	Übung	Sätze	Wiederholungen
Oberschenkel	Beinpresse schräg	4	10–15
und Gesäß	Ausfallschritte	5	10–15
	Abduktionen	4	15–20
	Adduktionen	4	15–20
Waden	Wadenheben stehend	4	15–20
	Wadenheben sitzend	4	15–20
Bizeps	Langhantelcurls im Stehen	4	10–15
	Kurzhantelcurls im Sitzen	3	10–12
	Einarmige Kurzhantelcurls	3	8–10
Bauch	Bauchpressen	4	20–30
	Seilzüge	4	20–25

Grundsätzliches zur Ernährung

„Du bist, was du ißt" trifft wohl ausnahmslos für das Bodybuilding zu. Viele Bodybuilder sind davon überzeugt, daß die richtige Ernährung mindestens genauso wichtig ist, wie das richtige Training – wenn nicht sogar wichtiger. Was Sie an Nahrung zu sich nehmen, hat aber tatsächlich einen ausschlaggebenden Effekt auf den Erfolg Ihres Trainings. Auf jeden Fall sollten Sie die nachfolgenden Ernährungsregeln beachten:

1. Essen Sie nur hochwertige Nahrung, und vermeiden Sie auf jeden Fall leere Kalorien.
   Also Finger weg von sogenanntem Junk food! Das sind Nahrungsmittel, die stark verarbeitet sind, beispielsweise raffinierten Zucker und/ oder weißes Mehl enthalten und als minderwertig eingestuft werden. Diese leeren Kalorien gelten als Dickmacher, weil sie dem Körper nur Energie zuführen, aber keine essentiellen Nährstoffe wie Vitamine und keine Ballaststoffe enthalten.

2. Essen Sie möglichst *frische Lebensmittel*, und kochen Sie sie nur kurz.
   Gemüse und Obst beispielsweise verlieren bei langer Lagerung den Großteil ihrer Vitamine. Gemüse aus der Dose ist weniger wertvoll als frisches. Beim Vorbereiten und Kochen werden Vitamine zerstört und Mineralstoffe gehen verloren, abhängig von der Kochzeit und der Höhe der Temperatur.

3. Essen Sie viele komplexe Kohlenhydrate (Stärke).
   Kohlenhydrate sind aus Zuckereinheiten aufgebaut. Es gibt die sogenannten einfachen Kohlenhydrate, die nur aus einem Einfach- oder Zweifachzucker bestehen (Monosaccharide und Disaccharide) wie beispielsweise der Traubenzucker, Fruchtzucker, Haushaltszucker und Milchzucker, und es gibt die Vielfachzucker (Polysaccharide), die aus langen Ketten von Zuckereinheiten aufgebaut sind. Diese findet man in *Kartoffeln, Getreide, Brot, Teigwaren, Reis* und *Hülsenfrüchten*. Ausschließlich letztere sind für Ihre Ernährung wertvoll. Kurzkettige Kohlenhydrate sollten Sie so weit wie möglich aus Ihrem Ernährungsplan verbannen.

4. Essen Sie hochwertiges Protein.
   Den *Proteinbedarf* sollten Sie mit *Fisch, Geflügel, Kalbfleisch, magerem Rindfleisch* und *mageren Milchprodukten* decken. Schweinefleisch und fettes oder durchwachsenes Fleisch sollten Sie dagegen meiden.

5. Schränken Sie den Anteil an tierischen Fetten in Ihrer Kost ein.

Fett enthält zum einen doppelt so viele Kalorien wie Proteine oder Kohlenhydrate, zum anderen sind die gesättigten Fettsäuren in der tierischen Nahrung weniger wertvoll. Nehmen Sie den notwendigen Fettanteil Ihrer Nahrung vorwiegend in Form von *pflanzlichen Fetten (z. B. Distelöl, Maiskeimöl, Sojabohnenöl)* zu sich, die vermehrt essentielle ungesättigte Fettsäuren enthalten.

6. Trinken Sie viel *Wasser.*

Wasser ist beispielsweise ein Entgiftungsmittel für den Körper. Sie sollten täglich zwei bis drei Liter davon zu sich nehmen. Am besten ist ein natürliches *Mineralwasser* mit möglichst wenig Kohlensäure.

7. Ergänzen Sie Ihre Nahrung mit *Vitaminen* und *Mineralstoffen*.

Die Meinung, daß wir ausreichend Vitamine mit unserer Nahrung zu uns nehmen, steht immer mehr auf wackeligen Beinen. Vitamine sind sehr wichtig für die Gesunderhaltung des Körpers und für die Leistungsfähigkeit im Training. Neben der vitaminreichen Nahrung *(Obst* und *Gemüse)* erscheint es zunehmend sinnvoll, zusätzliche *Vitaminpräparate* in den „Speiseplan" mit aufzunehmen.

Woraus besteht unsere Nahrung?

Proteine

Etwa 20% unseres Körpergewichts besteht aus Proteinen (Eiweiß). Sie sind vorrangig der Baustoff, aus dem die Muskeln sind.

Die Proteine selber sind aus einzelnen Aminosäuren aufgebaut, die miteinander verbunden sind und lange Ketten bilden. Interessanterweise bestehen alle Proteine sämtlicher Lebensformen – vom Bakterium bis zum Menschen – aus demselben Satz von zwanzig verschiedenen Aminosäuren. Acht davon sind für den Menschen *„essentielle Aminosäuren"*, was bedeutet, daß der Körper sie nicht selbst herstellen kann, sondern sie aus der Nahrung aufnehmen muß. Die übrigen zwölf kann der Körper aus Kohlenhydraten, Fetten und anderen Aminosäuren konstruieren.

Proteine spielen bei der Energieversorgung Ihrer Muskeln nur eine geringe Rolle. Zusätzliches Eiweiß, über den aktuellen Bedarf hinaus, kann der Körper nur in geringem Maße speichern, sondern wandelt es in Fett und Zucker um, in Stoffe also, die er in Depots einlagern kann. Eiweiß ist eigentlich keine Energiequelle.

Proteine sind wichtig für

■ das Wachstum. Sie sind die Bausteine der Muskulatur sowie verschiedener Enzyme und Hormone, sie dienen zum Aufbau von Sehnen, Bändern, Nerven- und dem Bindegewebe;

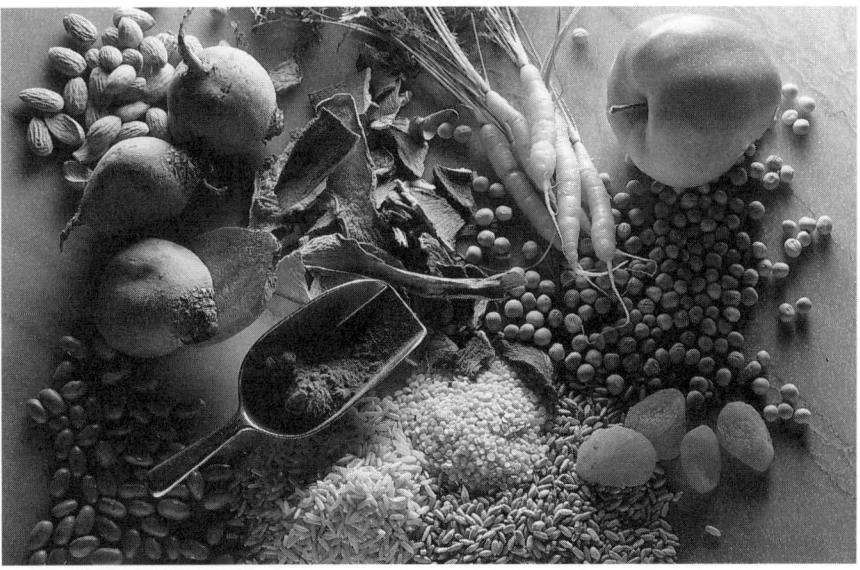

Kohlenhydratreiche Lebensmittel

■ die Regeneration. Sie tragen dabei wesentlich zur Wiederherstellung nach kleineren und größeren Gewebeverletzungen bei.

Kohlenhydrate

Sie bestehen aus einzelnen Zuckermolekülen, die ähnlich wie die Proteine aus Aminosäuren konstruiert sind. Man unterscheidet sie in Monosaccharide, Disaccharide und Polysaccharide. Monosaccharide sind die einfachsten Kohlenhydrate, sie bestehen nur aus einer einzigen Zuckereinheit. Zu ihnen gehören Traubenzucker und Fruchtzucker (Glucose und Fructose). Disaccharide sind Zweifachzucker, und Polysaccharide sind langkettige Kohlenhydrate, die aus einer großen Anzahl von miteinander verknüpften Zuckereinheiten bestehen. Kohlenhydrate sind wichtig als

■ Energiequelle. Sie sind der Haupttreibstoff der Muskeln;

■ Energiespeicher. Sie werden in Muskeln und Leber deponiert und sind von dort jederzeit und schnell verfügbar.

Fette

Fette bestehen aus Glycerin und Fettsäuren, die mit dem Glycerin verbunden sind. In dieser Form wird Fett im Körper auch gespeichert. Man unterscheidet gesättigte und ungesättigte Fettsäuren, wobei es von den ungesättigten wiederum für den Menschen *„essentielle Fettsäuren"* gibt,

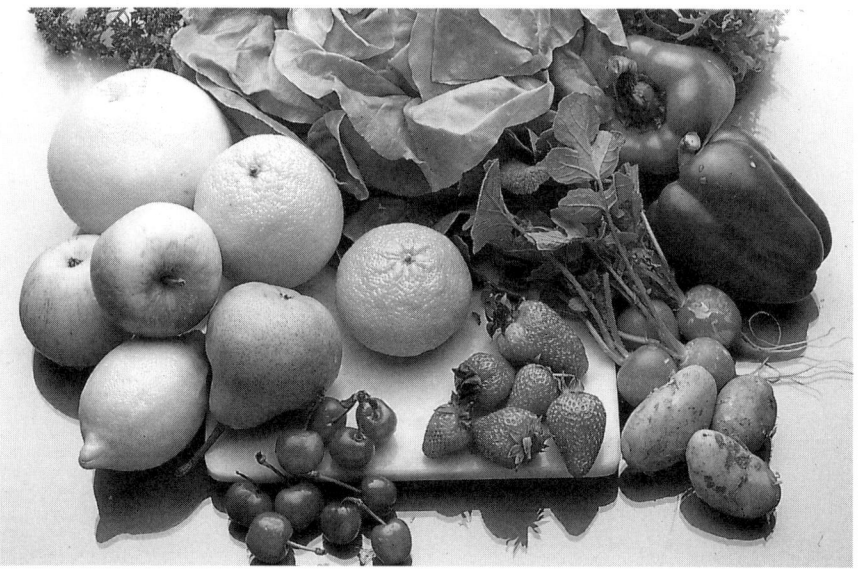

Vitaminreiche Lebensmittel

also solche, die der Körper nicht selbst aufbauen kann, sondern mit der Nahrung aufnehmen muß.
Fette sind wichtig als
■ hochkonzentrierte Speicher von Energie;
■ Schutz vor Wärmeverlust und als Schutz der Organe;
■ Träger der fettlöslichen Vitamine.
Muskeln können nur eine relativ kleine Menge an Fett speichern. Der Rest wird um die inneren Organe zur Isolation und Polsterung und unter der Haut gespeichert.

Vitamine
Ohne regelmäßige Vitaminzufuhr ist menschliches Leben nicht möglich. *Vitamine sind essentielle Nahrungsbestandteile,* die vom Organismus teilweise nur in sehr geringen Mengen, meist aber überhaupt nicht hergestellt werden können. Der Körper muß deshalb durch die Nahrung mit genügend Vitaminen versorgt werden. In der ist aber aufgrund von langer Lagerung, langen Transportwegen, Einfrieren, Aufbereiten usw. bei weitem nicht mehr der ursprüngliche Vitaminanteil enthalten. Ob die bis zum heutigen Zeitpunkt empfohlene Vitaminversorgung ausreicht, ist zur Zeit in Frage gestellt, denn es gibt Hinweise darauf, daß durch hochdo-

sierte Vitamingaben – insbesondere der Vitamine A, C und E – bestimmten Erkrankungen direkt vorgebeugt werden kann. Gerade für den Bodybuilder empfiehlt es sich unbedingt, zusätzlich Vitaminpräparate zu sich zu nehmen.

Prinzipiell unterscheidet man die *fettlöslichen Vitamine* A, D, E und K und die *wasserlöslichen Vitamine* B_1, B_2, B_6, B_{12} und C.

Vitamin A ist wichtig für den Sehvorgang, zur Entwicklung des Knochengerüstes, und es schützt Schleimhäute und Haut.

Vitamin B_1 ist am Kohlenhydratstoffwechsel beteiligt und für das Nervensystem von Bedeutung.

Vitamin B_2 aktiviert die Zellatmung, fördert das Wachstum und gesunde Haut, Haare und Nägel.

Vitamin B_6 begünstigt den Proteinstoffwechsel und stärkt die Nervenfunktion.

Vitamin B_{12} ist an der Bildung der roten Blutkörperchen beteiligt und wichtig für die Funktion des Nervensystems.

Vitamin C aktiviert den Zellstoffwechsel und beugt Infektionskrankheiten vor. Als Antioxidans verhindert es wahrscheinlich ebenso wie die *Vitamine A und E* die Bildung vieler krebserregender Substanzen, was seine Wichtigkeit verdeutlicht.

Vitamin D steuert den Calcium- und Phosphatstoffwechsel und ist maßgeblich am Knochenaufbau beteiligt.

Vitamin E wirkt am Kohlenhydrat- und Eiweißstoffwechsel mit. Es schützt die Zellwände, beugt Arteriosklerose und Thrombose vor.

Vitamin K wirkt bei der Blutgerinnung mit.

Biotin, auch Vitamin H genannt, ist ein wichtiger Bestandteil von Enzymen.

Folsäure ist wichtig für die Blut- und Zellbildung.

Nicotinamid ist Bestandteil eines Stoffwechselenzyms.

Pantothensäure hat eine zentrale Funktion beim Auf- und Abbau von Eiweiß, Kohlenhydraten und Fetten.

Mineralstoffe

Unter diesem Begriff faßt man eine Gruppe von Substanzen zusammen, die ebenso wie die Vitamine für den Körper unentbehrlich sind. Die wichtigsten Mineralstoffe:

Calcium ist für den Aufbau der Knochen und für die Bildung der Zahnsubstanz notwendig. Die Blutgerinnung und die Erregbarkeit von Nerven und Muskeln sind ebenfalls calciumabhängige Prozesse.

Kalium reguliert den osmotischen Druck innerhalb der Zellen und wirkt beim Aufbau von elektrischen Membranpotentialen mit.

Magnesium aktiviert Enzyme, ist wichtig für die Stabilität der Zellmembranen und reguliert die körpereigene Eiweißsynthese.

Natrium reguliert den osmotischen Druck der Zellflüssigkeit und beeinflußt die Erregbarkeit von Nerven und Muskeln.

Phosphat ist an Vorgängen beteiligt, die der Energiegewinnung und -übertragung dienen und außerdem Baustein für Knochen, Zähne, Proteine und Enzyme.

Eine Untergruppe der Mineralstoffe sind die *Spurenelemente*. Sie werden vom Organismus in wesentlich geringeren Mengen benötigt, sind aber genauso essentiell wie die Mineralstoffe, da sie an vielen Stoffwechselprozessen maßgeblich beteiligt sind. Funktionen und Wirkungen zahlreicher Spurenelemente sind allerdings noch nicht voll erforscht. Zu den Spurenelementen gehören u. a.: Eisen, Zink, Jod, Fluor, Selen, Chrom, Kobalt, Kupfer, Mangan und Molybdän.

Die richtige Zusammensetzung der Nahrung

Ü ber die genaue Eiweißmenge, die der Körper benötigt, gehen die Meinungen weit auseinander. Da die Muskulatur des Sportlers hauptsächlich aus Eiweiß (20–30%) und Wasser (70–80%) besteht, ist es einerseits naheliegend, diese Substanz ganz weit vorn auf dem Ernährungsplan zu postieren. Andererseits wird aber überflüssiges Eiweiß in Fett und Zucker umgewandelt und in verschiedenen Teilen des Körpers gespeichert. Der Eiweißstoffwechsel setzt zudem giftige Abfallstoffe frei. Wenn Sie mehr Eiweiß zu sich nehmen, als Ihr Körper braucht, müssen Ihre Leber und Ihre Nieren härter arbeiten, um diese potentiellen Gifte unschädlich zu machen oder auszuscheiden.

Da im Bodybuilding die Belastungsphasen relativ kurz sind, werden fast ausschließlich Kohlenhydrate zur Energiegewinnung herangezogen. Sie haben für den Körper den Vorteil der schnellen Verfügbarkeit und sind energetisch günstig umwandelbar. Die Bodybuilderernährung sollte deshalb zum Großteil aus Kohlenhydraten bestehen. Dabei ist es jedoch sehr wichtig, die „richtigen Kohlenhydrate" zu wählen. Empfehlenswerte Kohlenhydrate sind die langkettigen, wie beispielsweise Stärke (S. 81), da sie langsamer verdaut werden und zu einem langsameren und gleichmäßi-

Fette und Öle
Fett, fettlösliche Vitamine,
essentielle Fettsäuren

**Getreide,
Getreideprodukte
und Kartoffeln**
Kohlenhydrate,
Ballaststoffe,
Vitamine und
Eiweiß

**Fisch, Fleisch
und Eier**
Eiweiß, Jod,
Vitamine

**Milch und
Milchprodukte**
Eiweiß, Calcium,
B-Vitamine

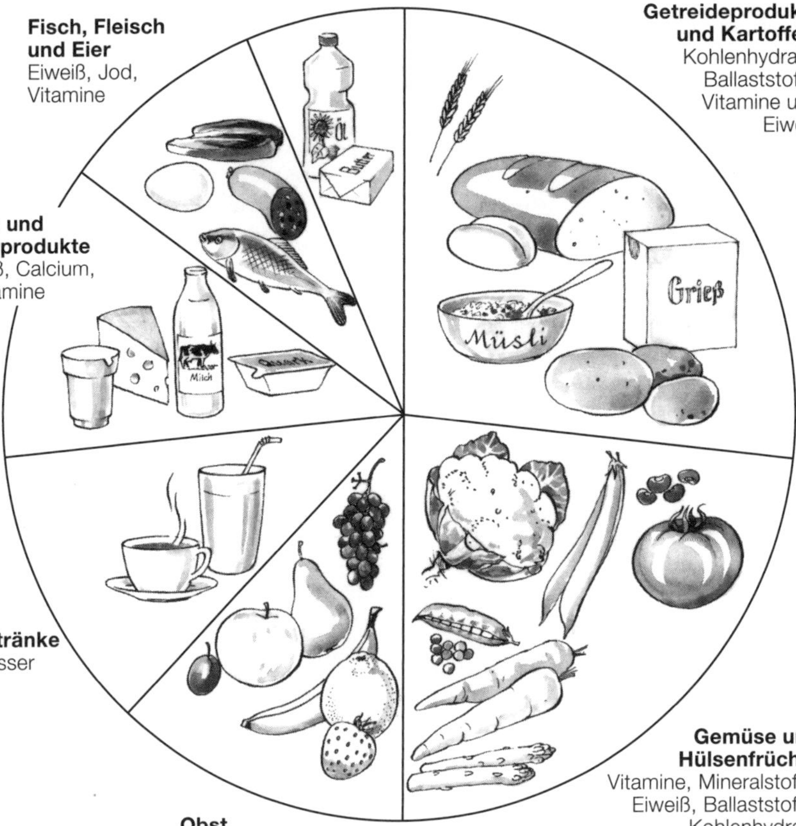

Getränke
Wasser

**Gemüse und
Hülsenfrüchte**
Vitamine, Mineralstoffe,
Eiweiß, Ballaststoffe,
Kohlenhydrate

Obst
Vitamine, Mineralstoffe

geren Blutzuckeranstieg führen als Einfach- und Zweifachzucker. Essen Sie also bevorzugt *Kartoffeln, Reis, Getreide und Getreideprodukte (z. B. Vollkornbrot und -nudeln) sowie Hülsenfrüchte.*

Da der Fettstoffwechsel vor allem bei Belastungen von langer Dauer, aber geringer Intensität die Basis der Energiebereitstellung bildet, ist für den Bodybuilder Fett als Energielieferant relativ uninteressant. Achten Sie aber bei der Fettaufnahme vor allem darauf, daß Sie mehrfach ungesättigte essentielle Fettsäuren zu sich nehmen. Verwenden Sie deshalb bevorzugt Keimöle (z. B. Distelöl, Sojabohnenöl, Sonnenblumenöl, Maiskeimöl). Eine Nährstoffverteilung für Bodybuilderinnen könnte demnach folgendermaßen aussehen:

Proteine   15–25%
Kohlenhydrate   60–70%
Fette   10–15%
der täglichen Kalorienaufnahme.

Noch ein Wort zum Abnehmen

Meiner Meinung nach ist eine vernünftige Ernährung in Verbindung mit Körperübungen geeignet, um schlank zu werden und zu bleiben. Wenn Sie abnehmen wollen, sollten Sie dies langsam und auf natürliche Weise tun. Essen Sie dazu bewußter und kalorienärmer, aber hungern Sie nicht. Verlassen Sie sich nicht auf eine zweiwöchige Abmagerungsdiät, sondern stellen Sie Ihre Ernährung grundsätzlich um. Ersetzen Sie gebratenes Fleisch durch gegrilltes, Pommes frites durch Salzkartoffeln, Süßigkeiten durch Obst usw. Essen Sie regelmäßig und nur zu bestimmten Zeiten, lassen Sie vor allem das (süße) Häppchen zwischendurch weg. Wenn Sie jetzt noch regelmäßig und engagiert trainieren, kann Ihrem Erfolg und Ihrer guten Figur nichts mehr im Wege stehen.

Register

NÜTZLICHE RATGEBER

Hobby und Freizeit

Falken-Handbuch
Zeichnen und Malen
(4167-5) Von B. Bagnall, 336 S., 1154 Farbzeichnungen, Pappband. ●●●●●

Kreativ Zeichnen
(4688-X) Von B. Bagnall, 176 S., zahlr. Farbabb., Pappband. ●●●●

Punkt, Punkt, Komma, Strich
Zeichnen leicht gemacht
(4721-5) Von H. Witzig, 144 S., 512 s/w-
Zeichnungen, Pappband. ●●

Punkt, Punkt, Komma, Strich
Zeichenstunde für Kinder
(0564-4) Von H. Witzig, 144 S., über
250 Zeichnungen, kart. ●

Einmal grad und einmal krumm
Zeichenstunde für Kinder
(0599-7) Von H. Witzig, 144 S., 363 Abb.,
kartoniert. ●

Figürliches Zeichnen
leicht gemacht
(1010-9) Von H. Witzig, 112 S., 462 Figuren,
kartoniert. ●

Airbrush
Kreatives Gestalten mit dem Luftpinsel
(1133-4) Von C. M. Mette, 80 S., 145 Farbfotos, 40 Farbzeichnungen, kartoniert. ●●

Kalligraphie
Die Kunst des schönen Schreibens
(4263-9) Von C. Hartmann, 120 S., 44 Farb-
vorlagen, 29 s/w-Vorlagen, 2 s/w-Zeich-
nungen, 38 Farbfotos, Pappband. ●●●●

Gestalten mit Schrift
Kalligraphie
(1044-3) Von I. Schade, 80 S., 2 Farb- und
1 s/w-Foto, 143 Farbzeichnungen, kart. ●●

Hobby Aquarellmalen
Landschaft und Stilleben
(0876-7) Von I. Schade, A. Brück, 80 S.,
111 Farbabb., kart. ●●

Technik · Gestaltung · Ausdruck
Aquarellmalerei
Von der Realität zum Bild
(4529-8) Von Prof. W. Wrisch, 136 Seiten,
172 farb. Abbildungen, 5 s/w-Abbildungen,
46 Zeichnungen, Pappband. ●●●●

Hobby Ölmalerei
Landschaft und Stilleben
(0875-9) Von H. Kämper, I. Becker, 80 S.,
93 Farbabb., kart. ●●

FALKEN
Lexikon der Seidenmalerei
Mit großer Farbmischtabelle
(4737-1) Von K. Huber, 208 S., 192 Farbfotos,
Pappband. ●●●●

Seidenmalerei in Vollendung
(4414-3) Hrsg. von R. Smend, 160 S.,
227 Farbfotos, 36 s/w-Fotos, geprägter
Leineneinband mit Schutzumschlag, im
Schuber. ●●●●●

Seidenmalerei
Westen · Blusen · Hosen
(1455-4) Von C. Köhl, ca. 64 Seiten, durchgehend vierfarbig, zahlreiche Abbildungen, mit
Vorlagebogen, kartoniert. ●●

Seidenmalerei und Modedesign
Modelle · Techniken · Schnittmuster
(4476-3) Von B. Hansen, 176 S., 140 Farbf.93
Farb-, 68 s/w-Zeich., Pappband. ●●●●

Seidenmalerei Exklusive Tücher
(1303-5) Von E. Schwinge, 80 S., 79 Farbfotos, 6 Zeichnungen, kart. ●●

Kreative Seidenmalerei
Motive · Muster · Farbenspiel
(4720-7) Von M. Neubacher-Fesser, ca.
136 S., zahlr. Farbabb., Pappband. ●●●●

Seidenmalerei
Muster über Muster
20 Künstlerinnen präsentieren 120 Ideen
(4744-4) 128 S., 188 Farbabbildungen, Pappband. ●●●●

Seidenmalerei
Die wichtigsten Techniken Schritt für Schritt
(1357-4) Von B. Hansen, 64 S., 97 Farbfotos,
kartoniert. ●●

Seidenmalerei als Kunst und Hobby
(4264-7) Von S. Hahn, 136 S., 256 Farbfotos,
1 s/w-Foto, Pappband. ●●●●

Neue zauberhafte Seidenmalerei
Motive und Anregungen aus der Natur
(0924-0) Von R. Henge, 80 S., 148 Farbfotos,
27 s/w-Zeichnungen, kart. ●●

Krawatten, Tücher und Fliegen individuell
gestalten
Seidenmalerei
(1242-X) Von A. Reichmann, 64 S., durchgehend vierfarbig, kart. ●●

Aquarellieren auf Seide
Materialien · Techniken · Motive
(0917-8) Von I. Demharter, 32 S., 41 Farbfotos, kart. ●●

Airbrush auf Seide
(1342-6) Von I. Demharter, 64 S., zahlreiche
Farbabbildungen, kart. ●●

Airbrush Seidenmalerei
Mit Vorlagen für Schablonen
(1356-6) Von C. M. Mette, 80 S., 129 Farbf.,
kartoniert. ●●●

Seidenmalerei Bäume und Blätter
(5249-9) Von D. Kosik, 32 S., 5 Farbfotos,
23 Farb- u. 13 s/w-Zeichnungen, kart. ●

Seidenmalerei Landschaften
(5153-0) Von D. Kosik, 32 S., 50 Farbfotos,
12 Zeichnungen, mit Vorlagebogen in Originalgröße, kart. ●

Seidenmalerei Kissen
(5151-4) Von I. Demharter, 32 S., 42 Farbfotos, 2 Zeichnungen, mit Vorlagebogen in
Originalgröße, kart. ●

Seidenmalerei Blusen und T-Shirts
(5184-0) Von A. Keller, 32 S., 28 Farbfotos,
12 Zeichnungen, mit Vorlagebogen in Originalgröße, kartoniert. ●

Seidenmalerei Tücher und Schals
(5152-2) Von R. Henge, 32 S., 36 Farbfotos,
1 Zeichnungen, mit Vorlagebogen in Originalgröße, kart. ●

Seidenmalerei Tiermotive
(5204-9) Von A. Keller, 32 S., 37 Farbfotos,
mit Vorlagebogen in Originalgröße, kart. ●

Serti Designo
Seidenmalerei mit Kreidestiften
(5208-1) Von S. Tichy-Gibley, 32 S., 46 Farbfotos, mit Vorlagebogen in Originalgröße,
kart. ●

Seidenmalerei Lampenschirme
(5154-9) Von I. Walter-Ammon, 32 S.,
47 Farbfotos, 1 Zeichnung, mit Vorlagebogen
in Originalgröße, kart. ●

Seidenmalerei Blüten, Blätter, Ranken
(5165-4) Von D. Kosik, 32 S., 35 Farbfotos,
4 Zeichnungen, mit Vorlagebogen in Originalgröße, kart. ●

**Seidenmalerei Schmuckkarten und
Miniaturbilder**
(5166-2) Von I. Walter-Ammon, 32 S., 37
Farbfotos, 2 Zeichnungen, mit Vorlagebogen
in Originalgröße, kart. ●

Akzente mit Perlen, Pailetten und Straß
Seidenmalerei
(5248-0) Von A. Keller, 32 S., ca. 50 Farbf.,
mit Vorlagebogen in Originalgröße, kart. ●

Seidenmalerei Bilder in Konturentechnik
(5182-4) Von I. Demharter, 32 S., 28 Farbfotos, 2 Zeichnungen, mit Vorlagebogen in
Originalgröße, kart. ●

Seidenmalerei Applikationen
(5224-3) Von J. Bressau, 32 S., 50 Farbfotos,
mit Vorlagebogen in Originalgröße, kart. ●

Apartes aus bemalter Seide
(5274-X) Von E. Möller, 48 S., durchgehend vierfarbig, kartoniert. ●

Malen auf Seide
kinderleicht
(5218-9) Von R. Henge, 32 S., 11 Farbfotos,
44 Farbzeichn., Vorlagebogen, kartoniert. ●

Moderne Stoffmalerei
(1358-2) Von H. Sander, 64 S., 73 Farbf., 50
s/w-Zeichn., kart. ●●

Perfekt Stricken
Mit Sonderteil Häkeln.
(4250-7) Von H. Jaacks, 256 S., 703 Farbfotos, 169 Farb- und 121 s/w-Zeichnungen,
Pappband. ●●●●

Das moderne Standardwerk
Nähen
(4709-6) Von S. von Rudzinski, 176 S., vierfarbig, Pappband. ●●●●

Stoffpuppen
nach alten Vorbildern
(5281-2) Von M. Meinesz, 48 S., durchgehend vierfarbig, mit Vorlagebogen, kart. ●

Heißgeliebte Teddys
Selbermachen · Sammeln · Restaurieren
(0900-3) Von H. Nadolny und Y. Thalheim,
80 Seiten, 118 Farbfotos, kartoniert. ●●

Marionetten
selbst bauen und führen
(1043-5) Von D. Köhnen, 80 S., 150 Farbfotos,
mit Schnittmusterbogen, kartoniert. ●●

Hampelmänner
Basteln mit Kindern ab 5 Jahren
(5240-5) Von F. Michalski, 32 S., ca. 50 Farbabb., mit Vorlageb. in Originalgröße, kart. ●

Künstlerpuppen
im 20. Jahrhundert
(4719-3) Hrsg. R. Höckh, 160 S., 192 Farbfotos, 26 s/w-Fotos, Pappband. ●●●●●

Charakterpuppen
aus Cernit und Porzellan selbst gestalten
(1156-3) Von S. Becker, 64 S., 143 Farbfotos,
30 Zeichnungen, 13 Vignetten, mit Schnittmusterbogen, kartoniert. ●●

Puppen zum Liebhaben
(5199-9) Von B. Wehrle, 32 S., 27 Farbfotos,
9 s/w-Zeichnungen, mit Vorlagebogen in
Originalgröße, kartoniert. ●

Basteln mit Kindern
Moosgummi
(5271-5) Von A. und R. Schurr, 48 S., durchgehend vierfarbig, mit Vorlagebogen, kart. ●

Neue zauberhafte Salzteig-Ideen
(0719-1) Von I. Kiskalt, 80 S., 324 Farbfotos,
12 Zeichnungen, Schablonen, kart. ●●

Salzteig kinderleicht
(0973-9) Von I. Kiskalt, 80 S., 224 Farbfotos,
8 Zeichnungen, kartoniert. ●●

Hobby Salzteig
(0662-4) Von I. Kiskalt, 80 S., 150 Farbfotos,
5 Zeichnungen und Schablonen, kart. ●●

Kreatives gestalten mit Ton
Töpfern ohne Scheibe – Aufbaukeramik
(0896-1) Von A. Riedinger, 80 S., 207 Farbfotos, 16 Zeichnungen, 7 Vignetten, kart. ●●

Kreatives Gestalten mit Ton
Töpfern auf der Scheibe
(0971-2) Von A. Riedinger, 80 S., 28 Farb-
und 3 s/w-Zeichnungen, 178 Farbf., kart. ●●

Kneten und Modellieren
kinderleicht
(5217-0) Von V. Ettelt, 32 S., 12 Farbtafeln,
72 Farbzeichnungen, Vorlagebogen, kart. ●

Hobby Glaskunst in Tiffany-Technik
(0781-7) Von N. Köppel, 80 S., 194 Farbfotos,
6 s/w-Abbildungen, kartoniert. ●●

Tiffany-Technik
und andere kunstvolle Arbeiten in Glas
(0972-0) Von D. Köhnen, 80 S., 176 Farbfotos, 5 s/w-Zeichnungen, kartoniert. ●●

Ikebana
Grundstile und Variationen
(4749-5) Von E. Schwalm, 112 Seiten,
ca. 165 Farbfotos, 43 Grafiken, 2 Tabellen,
gebunden. ●●●●

**Dekorieren und Gestalten
mit Naturmaterialien**
rund ums Jahr
(4748-7) Von E. Dommershausen u.a., 128 S.,
ca. 200 Farbf. und -zeichnungen, geb. ●●●

Masken
phantasievoll dekorieren
(5155-7) Von Chr. Familler, 32 S., 48 Farbf.,
mit Vorlageb. in Originalgröße, kart. ●

Laubsägearbeiten für das Kinderzimmer
(5245-6) Von H.-P. Krafft, 32 S., ca. 50 Farbf.,
mit Vorlageb. in Originalgröße, kartoniert. ●

Schwingtiere aus Holz gestalten
(5222-7) Von der Arbeitsgem. Werken, 32 S.,
50 Farbfotos, mit Vorlagebogen in Originalgröße, kartoniert. ●

FALKEN Video
Drachen
bauen und fliegen
(6141-2) VHS, ca. 45 Min., in Farbe, mit
Broschüre. ●●●●·

Drachen
bauen und steigen lassen.
(0767-1) Von W. Schimmelpfennig, 80 Seiten,
1 dreiseitige Ausklapptafel, 55 Farbfotos,
139 Zeichnungen, kart. ●●●

Lenkdrachen
bauen und fliegen
(1011-7) Von W. Schimmelpfennig, 64 Seiten,
51 Farbf. und 126 Zeichnungen, kart. ●●

Neue Lenkdrachen und Einleiner
bauen und fliegen
(1353-1) Von W. Schimmelpfennig, 80 Seiten,
54 Farbf., 95 Farbzeichn., kart. ●●●

Drachen
Einfache Modelle für Kinder
(5156-5) Von W. Schimmelpfennig, 32 Seiten,
11 Farbfotos, 31 Zeichnungen, mit Vorlagebogen, kartoniert. ●

Basteln mit Kleinkindern
ab 3 Jahren
(4747-9) Von W. Kottke und I. Hübers-
Kemink, 128 Seiten, über 200 Farbabbildungen, mit Vorlagebogen, gebunden. ●●●

Das goldene Bastelbuch für Kinder
(4769-X) Von U. Barff (Hrsg.), 336 Seiten,
durchg. vierf., mit 2 Vorlagebogen, geb. ●●●

Basteln mit Kindern
Dinos & Drachen
(5279-0) Von G. Reinscheid, 48 Seiten, durchgehend vierfarbig, mit Vorlagebogen, kart. ●

Basteln mit Kindern
Fensterbilder Ritter und Burgen
(5284-7) Von D. Köhnen, 48 Seiten, durchgehend vierfarbig, mit Vorlagebogen, kart. ●

Das große farbige
Bastelbuch für Kinder
(4254-X) Von U. Barff, I. Burkhardt, J. Maier,
224 S., 157 Farbf., 430 Farb- und 60 s/w-
Zeichn., m. Schnittmusterbg., Pappband. ●●●

Origami
Tiere aus aller Welt
(5250-2) Von J. Maier, 32 Seiten, 19 Farbfotos,
68 Farb- u. 16 s/w-Zeichnungen, kartoniert. ●

Hobby Origami
Papierfalten für groß und klein
(0756-6) Von Z. Aytüre-Scheele, 80 Seiten,
820 Farbfotos, kartoniert. ●●

Neue zauberhafte Origami-Ideen
Papierfalten für groß und klein
(0805-8) Von Z. Aytüre-Scheele, 80 Seiten,
720 Farbfotos, kartoniert. ●●

Zauberwelt Origami
Tierfiguren aus Papier
(1045-1) Von Z. Aytüre-Scheele, 80 Seiten,
660 Farbfotos, kartoniert. ●●

Kreatives Gestalten mit **Papiermaché**
(5246-4) Von B. Jetzek-Berkenhaus, 32 S.,
ca. 50 Farbfotos, mit Vorlagebogen in Originalgröße, kartoniert. ●

Marmorieren
Muster · Techniken · Gestaltungsideen
(5247-2) Von T. Hartel, 32 S., ca. 50 Farbfotos,
mit Vorlagebg. in Originalgröße, kart. ●

Heut basteln wir mit Pappe und Papier
(4413-5) Von U. Barff, J. Maier, 224 Seiten,
117 Farbfotos, 31 Farbzeichnungen, 25 s/w-Abb.,
mit Schnittmusterbogen, Pappband. ●●●

Das große farbige Bastel- und Werkbuch
(4439-9) Von D. Rex, 256 S., 999 Farbfotos,
33 Farbzeichnungen, Pappband. ●●●●

Mein liebstes Spiel- und Bastelbuch
Die Welt der Dinosaurier
Tiere und Landschaften zum Selbermachen
Ausbrechen, aufstellen, spielen
(4478-X) Von B. Burkart, 8 Blatt mit heraus-
lösbaren Motiven, 280-g-Karton mit Stan-
zung, 8 S. Bastelanl. und Sachinformation. ●●

Das große farbige
Dinosaurierbastelbuch
(4686-3) Von S. Koter, 128 S., 87 Farbfotos,
71 Farbzeichn., Vorlagebogen, Pappbd. ●●●

Fensterbilder in Scherenschnitt
(5169-7) Von A. Hahn, 32 Seiten, 52 Farbfotos, 3 s/w-Fotos, mit Vorlagebogen in Originalgröße, kartoniert. ●

**Fensterbilder
Meine Lieblingstiere**
(5197-2) Von Y. Thalheim, H. Nadolny,
32 Seiten, 38 Farbfotos, mit Vorlagebogen in
Originalgröße, kartoniert. ●

Fensterbilder Enten und Gänse
(5278-2) Von D. Köhnen, 48 Seiten, durchgehend vierfarbig, mit Vorlagebogen, kart. ●

Fensterbilder Lustige Tiere
(5210-3) Von F. Michalski, 32 S., 47 Farbfotos,
mit Vorlagebogen in Originalgröße, kart. ●

Fensterbilder Bauernhof
(5264-2) Von D. Köhnen, 48 Seiten, 44 Farbfotos, Vorlagebogen, kartoniert. ●

Fensterbilder Dinosaurier
(5260-X) Von C. Hüfner, 32 S., 8 Farbfotos,
47 Farbzeichnungen, Bastelbogen, kart. ●

Basteln mit Kindern
Fensterbilder Ritter und Burgen
(5284-7) Von D. Köhnen, 48 Seiten, durchgehend vierfarbig, mit Vorlagebogen, kart. ●

Mit Farben und Papieren
Fenster dekorieren
(5255-3) Von K. Groß, 32 Seiten, 8 Farbfotos,
59 Farbzeichnungen, kartoniert. ●

Basteln mit Kindern
Große Fensterbilder
(5276-6) Von D. Köhnen, 48 Seiten, durchgehend vierfarbig, mit Vorlagebogen, kart. ●

Originelle Fensterbilder
aus Tonpapier und Tonkarton
(1305-1) Von D. Köhnen, 64 Seiten, 70 Farbfotos, kartoniert. ●●

Die schönsten Fensterbilder
(1066-4) Von C. Kimmerle, 64 S., 100 Farbfotos, 7 Zeichnungen, kartoniert. ●●

Das Fensterbilder-Alphabet
Basteln mit Kindern ab 5 Jahren
(5242-1) Von E. Bohne, 32 S., ca. 50 Farbabb.,
mit Vorlagebogen in Originalgröße, kart. ●

Märchenhafte Fensterbilder
(5185-9) Von J. Maier, 32 S., 37 Farbfotos,
mit Vorlagebogen in Originalgröße, kart. ●

Fensterbilder Blumen und Tiere
(5186-7) Von M. Twachtmann, 32 Seiten,
41 Farbfotos, 3 Zeichnungen, mit Vorlagebogen in Originalgröße, kartoniert. ●

Fensterbilder rund um die Welt
(1411-2) Von D. Köhnen, 64 Seiten, Vorlagebogen, 66 Farbfotos, kartoniert. ●●

Fensterbilder Zahlen
(5268-5) Von E. Bohne, 32 S., zahlr. Farbabbildungen, Vorlagebogen, kartoniert. ●

Fensterbilder Strand und Meer
(5266-9) Von B. Alex, 32 S., 57 Farbfotos,
Vorlagebogen, kartoniert. ●

Fensterschmuck
Originelle Ideen für Dekorationen und
Fensterbilder
(1241-1) Von D. Köhnen, 64 S., ca. 70 Farbfotos, kartoniert. ●●

Klassisches Origami
Asiatische Faltkunst für Fortgeschrittene
(1454-6) Von P. D. Tuyen, ca. 80 Seiten,
ca. 600 farbige Abbildungen, kartoniert. ●●

Sticker
Bastelspaß mit bunten Bildern
(5270-7) Von D. Dieterle und J. Reick, 48 S.,
73 Farbfotos, mit Vorlagebogen, kartoniert. ●

Papierflieger
(5157-3) Von T. Gött, 32 S., 73 Farbf., 19 Zeichn.,
mit Vorlagebogen in Originalgröße, kart. ●

Windspielzeug
Bastelspaß mit Kindern ab 5 Jahren
(5241-3) Von D. Köhnen, 32 S., ca. 50 Farbabb., mit Vorlageb. in Originalgröße, kart. ●

Flieger und Schiffe aus Papier
falten, ausbalancieren und steuern
(1410-4) Von C. Hüfner, ca. 80 Seiten, zahlr.
Farbabbildungen, kartoniert. ●●

Faltschnitte
(5257-X) Von B. Blankenburg, 32 S., 12 Farbf.,
42 Farbzeichn., Vorlagebogen, kartoniert. ●

Laternen und Lampions
(5206-5) Von C. Hüfner, 32 S., 60 Farbfotos,
mit Vorlagebogen in Originalgröße, kart. ●

Mobiles aus Papier
(5183-2) Von J. Maier, 32 S., 17 Farbfotos,
35 Farbzeichnungen, mit Vorlagebogen in
Originalgröße, kartoniert. ●

Tiermobiles
(5258-8) Von C. Hüfner, 32 Seiten, 57 Farbzeichnungen, Vorlagebogen, kartoniert. ●

Sonne, Mond und Sterne
Motive und Geschenkideen
(5282-0) Von D. Köhnen, 48 Seiten, durchgehend vierfarbig, mit Vorlagebogen, kart. ●

Bastelideen für Indianerspiele
(5252-9) Von B. Nelich, D. Velte, 32 Seiten,
38 Farbfotos, Vorlagebogen, kartoniert. ●

Der große Verkleidungsspaß
Kinderkostüme
(1304-3) Von C. Baumgarten, 53 Farbfotos,
183 Farbzeichn., Vorlagebogen, kart. ●●

Lustige Geschenk- und Schultüten
(5263-4) Von F. Michalski, 32 Seiten,
26 Farbfotos, Vorlagebogen, kartoniert. ●

Deco Art
Die Kunst, Geschenke zu verpacken
(0949-6) Von B. Niermann, 80 S., 78 Farbfotos, 191 Zeichnungen, kartoniert. ●●

Geschenke wunderschön verpacken
(1113-X) Von P. Jansen, 80 S., 79 Farbfotos,
166 Farbzeichnungen, kartoniert. ●●

Geschenke umweltfreundlich verpacken
(1240-3) Von P. Jansen, 64 S., vierfarbige
Fotos und Illustrationen, kartoniert. ●●

Geldgeschenke
phantasievoll gestalten
(5251-0) Von P. Jansen, 32 Seiten, 49 Farbfotos, Vorlagebogen, kartoniert. ●

**Geldgeschenke · Gutscheine ·
Geschenkanhänger**
originell gestalten und verpacken
(1115-6) Von S. Haenitsch-Weiß, A. Weiß,
80 Seiten, 176 Farbfotos, kartoniert. ●●

Geschenke verpacken für Kinderfeste
(5195-6) Von C. Netolitzky, 32 S., 43 Farbfotos,
mit Vorlagebogen in Originalgröße, kart. ●

Originelles Ambiente für Gäste
Festdekorationen
(1049-4) Von B. Niermann, 80 S., 125 Farbfotos, 59 Farbzeichn., kartoniert. ●●

Origineller Bastelspaß rund ums Herz
Motive und Geschenkideen
(5272-3) Von D. Köhnen, 48 Seiten, durchgehend vierfarbig, mit Vorlagebogen, kart. ●

Dekorative Schleifen
aus Bändern und Papier
(5205-7) Von M. Schorege, 32 S., 28 Farbfotos, 31 Farbzeichnungen, mit Vorlagebogen
in Originalgröße, kartoniert. ●

**Dekorieren und Arrangieren mit
Seidenblumen**
(5200-6) Von M. L. Sprang, 32 S., 37 Farbfotos, 14 Farbzeichnungen, mit Vorlagebogen
in Originalgröße, kartoniert. ●

Schmuck- und Glückwunschkarten
Papierarchitektur · Collagen · Faltschnittkarten
(1114-8) Von C. Sanladerer, 64 S., 55 Farbfotos, 31 Zeichnungen, kartoniert. ●●

Einladungs-, Tisch- und Menükarten
selbst gestalten
(1302-7) Von S. Haenitsch-Weiß, 80 Seiten,
zahlreiche Farbabbildungen, kartoniert. ●●

Basteln mit Kindern
Moosgummi
(5271-5) Von A. und R. Schurr, 48 Seiten,
durchgehend vierfarbig, mit Vorlagebogen,
kartoniert. ●

Originell und Modern
Moosgummi
(1354-X) Von S. Boczkowski-Sigges, 56 Seiten,
92 Farbfotos, kartoniert. ●●

Osterschmuck
Neue Ideen für Kränze, Sträuße, Gestecke
(5267-7) Von I. Gleim, ca. 32 Seiten, zahlr.
Farbabbildungen, kartoniert. ●

Basteln mit Kindern für
Ostern
(5283-9) Von V. Ettelt u.a., 48 Seiten, 12 Farbf.,
83 Farbzeichnungen, mit Vorlagebg., kart. ●

Ostereier originell dekorieren
(5219-7) Von W. Velte, 32 S., 44 Farbfotos,
mit Vorlagebogen in Originalgröße, kart. ●

Fensterbilder für die Osterzeit
(5244-8) Von R. Lübke, D. Lübke, 32 S., ca.
50 Farbf., mit Vorlagebg. in Original., kart. ●

Basteln für Ostern
(5164-6) Von Chr. Adjano, 32 S., 47 Farbfotos,
mit Vorlagebogen in Originalgröße, kart. ●

Ostereier
Basteln mit Kindern ab 5 Jahren
(5243-X) Von Vera Ettelt, 32 Seiten, mit
Spielebogen, kartoniert. ●

Tischdekorationen für Ostern
(5220-0) Von Chr. Adjano, 32 S., 49 Farbfotos,
mit Vorlagebogen in Originalgröße, kart. ●

Basteln und dekorieren für
Advent und Weihnachten
(4446-1) Von G. Teusen, C. Netolitzky, 176 S.,
285 Farbf., mit Bastelvorlagebg., Pappb. ●●

Kinderbastelbuch
für Advent und Weihnachten
(4687-1) Von S. Wetzel-Maesmanns, 104 S.,
ca. 120 Farbfotos, ca. 300 Anleitungsillustra-
tionen, Vorlagebogen, Pappband. ●●

Lustige Bastelideen für die
Weihnachtszeit
(5256-1) Von B. Löschenkohl, 32 S., 8 Farbfotos, 69 Farbzeichn., Vorlagebogen, kart. ●

Basteln für Weihnachten
(5162-X) Von Chr. Adjano, 32 S., 44 Farbfotos,
mit Vorlagebogen in Originalgröße, kart. ●

Fensterbilder Winter und Weihnachten
(5275-8) Von F. Michalski, 48 S., 57 Farbfotos,
Vorlagebogen, kartoniert. ●

**Fensterdekorationen für die
Weihnachtszeit**
(5181-6) Von Y. Thalheim, H. Nadolny, 32 S.,
33 Farbfotos, mit Vorlagebogen in Originalgröße, kartoniert. ●

**Fensterbilder für Advent und
Weihnachten**
(5211-1) Von M. Schorege, 32 S., 24 Farbf.,
15 Zeichn., mit Vorlagebg. in Originalg., kart. ●

Strohsterne
in bunter Vielfalt
(5273-1) Von M. Schorege, 48 S., 46 Farbfotos,
Vorlagebogen, kartoniert. ●

Duftender Weihnachtsschmuck
aus Tonpapier und Potpourris
(5254-1) Von S.Wetzel-Maesmanns, 32 Seiten,
38 Farbfotos, Vorlagebogen, kartoniert. ●

Duftsträuße und Potpourris
(1239-X) Von A. Effelsberg, 80 Seiten,
ca. 200 vierfbg. Abbildungen, kartoniert. ●●

Potpourris
Rezepturen und Geschenkideen
(5265-0) Von U. Altmann, 32 Seiten, 53 Farbfotos, kartoniert. ●

Trockenblumen
Gewürzsträuße, Gestecke, Kränze, Buketts
(0643-6) Von R. Strobel-Schulze, 88 Seiten,
170 Farbfotos, kartoniert. ●●

Phantasievolles Schminken
Verzauberte Gesichter für Maskeraden,
Laienspiele und Kinderfeste
(0907-0) Hrsg.: H. u. Y. Nadolny, 64 Seiten,
227 Farbfotos, kartoniert. ●●

Schminken für Kinder
(5177-8) Von Y. Thalheim, H. Nadolny, 32 S.,
68 Farbfotos, mit Vorlagebogen in Originalgröße, kartoniert. ●

Do it yourself und Technik

Moderne Fotopraxis
(4401-1) Von G. Koshofer, Prof. H. Wedewardt,
224 S., 363 Farbfotos, 106 s/w-Fotos, 5 Farb-
und 24 s/w-Zeichnungen, Pappband. ●●●●

So macht man bessere Fotos
(1158-X) Von G. Koshofer, 144 S., 259 Farbfotos, 25 s/w-Fotos, kartoniert. ●●

So macht man bessere Kinderfotos
(1459-7) Von G. Koshofer, ca. 120 Seiten,
ca. 260 farbige Abbildungen, kartoniert. ●●●

Kodak Photo CD
Bilder archivieren, bearbeiten, präsentieren
(4388-0) Von H. Freund, ca. 176 Seiten,
durchgehend vierfarbig, kartoniert. ●●●

Videografieren
Filmen mit Video 8. Technik – Bildgestaltung
– Schnitt – Vertonung.
(0843-0) Von M. Wild, K. Möller, 120 Seiten,
101 Farbfotos, 22 s/w-Fotos, 52 Zeichnungen,
kartoniert. ●●●

Videografieren perfekt
Profitricks für Aufnahmetechnik und
Nachbearbeitung
(0969-0) Von W. Schild, 120 S., 144 Farbabbildungen, 5 s/w-Zeichnungen, kart. ●●●

Besser VIDEOfilmen
Moderne Technik für perfekte Videos
(1458-9) Von W. Schild, ca. 160 Seiten, zahlreiche Farbabbildungen, kartoniert. ●●●

Videofilmen wie ein Profi
Technik · Motive · Filmaufbau ·
Nachbearbeitung
(4506-9) Von T. Pehle, 232 S., 444 Farbfotos,
61 zweifbg. Zeichnungen, Pappband. ●●●

Do it yourself
Heimwerken
(4117-9) Von T. Pochert, 456 S., 1103 Farbfotos, 100 Farbabb., Pappband. ●●●●

Do it yourself
Drechseln
Material · Technik · Beispiele
(1306-X) Von O. Maier, 72 S., 195 Farbabbildungen, 14 s/w-Zeichnungen,
kartoniert. ●●

Do it yourself
Dachgeschoß- und Innenausbau
(1243-8) Von M. Maurer, 96 S., 314 Farbfotos,
35 Zeichn., kartoniert. ●●

Do it yourself
Sanitärinstallationen
(1118-0) Von W. Kawlath, 96 Seiten, 214 Farbabbildungen, kartoniert. ●●

Do it yourself
Metall bearbeiten
(1119-9) Von O. Maier, 96 S., 230 Farbfotos,
6 s/w-Zeichnungen, kartoniert. ●●

Do it yourself
Elektroarbeiten
(0975-5) Von K. H. Schubert, 120 S., 193 Farbfotos, 40 Zeichnungen, kartoniert. ●●

Möbel im Designer-Stil
entwerfen und bauen
(1360-4) Von H.-W. Bastian, ca. 64 Seiten,
zahlr. Farbabbildungen, kartoniert. ●●●

Möbel für Kinderzimmer und Wohnbereich
(**1456**-2) Von H.-W. Bastian, 80 Seiten, vierfarbig, kartoniert. ●●

Schnitzen
Hölzer · Muster · Werkzeuge
(**1414**-7) Von O. Maier, ca. 64 Seiten, zahlr. Farbabbildungen, kartoniert. ●●

Modellbauelektronik
Fernsteuerungen für Autos, Schiffe, Flugzeuge
(**1361**-2) Von W. Kawlath, 80 Seiten, zahlr. Farbabbildungen, kartoniert. ●●

Alarmanlagen
für Wohnung, Haus, Auto
(**1308**-6) Von H.-W. Bastian, 64 Seiten, 81 Farbfotos, 32 Zeichnungen kartoniert. ●●

Solarstromanlagen
bauen und installieren
(**1457**-0) Von P. Röbke-Doerr, E. Steffens, ca. 80 Seiten, ca. 200 farbige Abbildungen, kartoniert. ●●

Hifi-Boxen
(**1307**-8) Von U. Hilgefort, 96 S., 160 Farbfotos, 49 Zeichnungen, kartoniert. ●●

Technik im Garten
Pumpen · Filter · Beleuchtung
(**1238**-1) Von H.-W. Bastian, 64 S., 90 Farbfotos, 17 Farbzeichnungen, kartoniert. ●●

Restaurieren von Möbeln
Stilkunde, Materialien, Techniken, Arbeitsanleitungen in Bildfolgen.
(**4120**-9) Von E. Schnaus-Lorey, 152 S., 37 Farbf., 75 s/w-Fotos, 352 Zeichn., Pappbd. ●●●●

Elektronik als Hobby
Von der Grundlagenschaltung zum integrierten Schaltkreis
Mit 8 wichtigen Universalplatinen
(**4293**-0) Von W. Priesterath, 264 S., 80 s/w-Fotos, 128 Zeichn., Pappband. ●●●●

Die Super-Sportwagen der Welt
(**4423**-2) Von H. G. Isenberg, 194 S., 184 Farbfotos, 4 farbige Ausklapptafeln, 32 s/w-Fotos, Pappband. ●●●●

Die Super-Rennwagen der Welt
(**4707**-X) Von H. G. Isenburg, 194 Seiten, 189 Farbf., 31 s/w-Fotos, Pappband. ●●●●

Die Super-Trucks der Welt
(**4257**-4) Von H. G. Isenberg, 194 Seiten, 205 Farbfotos, 87 s/w-Fotos, 7 Farbzeichn., 4 farbige Ausklapptafeln, Pappbd. ●●●●

Die Super-Motorräder der Welt
(**4193**-4) Von H. G. Isenberg, 192 Seiten, 170 Farb- und 100 s/w-Fotos, 8 Zeichnungen, Pappband. ●●●●

Die Super-Eisenbahnen der Welt
(**4287**-6) Von W. Kosak, H. G. Isenberg, 224 S., 269 Farbfotos, 79 s/w-Fotos, 8 Vignetten, 5 farbige Ausklapptafeln, Pappband. ●●●●

Die Super-Dampfloks der Welt
(**4480**-1) Von H. Faust, H. G. Isenberg, 194 Seiten, 193 Farbfotos, mit vier Ausklapptafeln, Pappband. ●●●●

Plastikmodellbau
Autos, Schiffe, Flugzeuge in vollendeter Technik.
(**1116**-4) Von W. Kawlath, 96 Seiten, 272 Farbabbildungen, kartoniert. ●●

Spiele und Denksport

Spielbare Witze für Kinder
(**0824**-4) Von H. Schmalenbach, 112 Seiten, 30 Zeichnungen, kartoniert. ●

Neue spielbare Witze für Kinder
(**1173**-3) Von H. Schmalenbach, 96 Seiten, 31 Zeichnungen, kartoniert. ●

Scherzfragen, Drudel und Blödeleien
gesammelt von Kindern.
(**0506**-7) Hrsg. von W. Pröve, 80 Seiten, 57 Zeichnungen, kartoniert. ●

Spiele mit Papier und Bleistift
(**2044**-9) Von K.-H. Koch, ca. 96 Seiten, kartoniert. ●

Der Elefant in meiner Hand . . .
Fingerspiele
für Kinder vom Baby – bis zum Grundschulalter
(**2043**-0) Von G. Falkenberg, 72 Seiten, 146 Farbzeichnungen, kartoniert. ●

Kinderspiele
die Spaß machen
(**2009**-0) Von H. Müller-Stein, 104 Seiten, 28 Abbildungen, kartoniert. ●

Kinderspiele mit Buchstaben und Wörtern
(**1041**-9) Von Dr. U. Vohland, 96 Seiten, 54 Zeichnungen, kartoniert. ●

Spiel und Spaß am Krankenbett
für Kinder und die ganze Familie
(**2035**-X) Von H. Bücken, 96 Seiten, 97 Zeichnungen, kartoniert. ●

Spiele im Freien
(**2038**-4) Von G. Wagner, 88 S., 20 zweifbg.-Zeichnungen, kartoniert. ●

Spiel und Spaß zu Hause
(**2039**-2) Von U. Geißler, 80 S., 90 zweifbg. Abbildungen, kartoniert. ●

Spiel und Spaß auf Reisen
Für Kinder und die ganze Familie
(**1085**-0) Von U. Geißler, 80 S., 107 zweifbg.-Zeichnungen, kartoniert. ●

Kleine Spiele ganz groß
(**1330**-2) Von U. Vohland, 80 Seiten, 93 s/w-Zeichnungen, kart. ●

Entdeckungsspiele für die ganze Familie
Rallyes zu Fuß und mit dem Fahrrad
(**1393**-0) Von U. Vohland, 96 S., 117 Zeichnungen, kartoniert. ●

Kinder spielen Theater
(**4696**-0) Von G. Walter, 160 S., 48 Farbfotos, 229 Farbzeichnungen, Pappband. ●●

Guten Tag, Kinder!
Neue Texte mit Spielanleitungen fürs Kasperletheater.
(**0861**-9) Von U. Lietz, 96 S., 18 s/w-Zeichnungen, kartoniert. ●

Kasperletheater
Spieltexte und Spielanleitungen · Basteltips für Theater und Puppen.
(**0641**-1) Von U. Lietz, 114 Seiten, 4 Farbtafeln, 12 s/w-Fotos, 39 Zeichnungen, kartoniert. ●●

Kindergeburtstage, die keiner vergißt
Planung, Gestaltung, Spielvorschläge.
(**0698**-5) Von G. und G. Zimmermann, 104 S., 80 Vignetten, kartoniert. ●

Kindergeburtstag
Vorbereitung, Spiel und Spaß.
(**0287**-4) Von Dr. I. Obrig, 136 S., 40 Abb., 11 Zeichn., 9 Lieder mit Noten, kart. ●●

Unvergeßliche Kindergeburtstage
(**4705**-3) Von G. Hennekemper, 176 S., 116 Farbfotos, 134 Farbzeichn., Pappband. ●●●

Unvergeßliche Kinderpartys
Tolle Ideen für Einladungen, Dekorationen und Spiele
(**4756**-8) Von V. Mirschel, 112 S., zahlreiche Farbfotos und -zeichnungen, gebunden. ●●●

Unvergeßliche Kinderfeste
Tolle Dekorationen, Spiele, Sketche für drinnen und draußen
(**4457**-7) Von Dr. G. Hennekemper, 192 S., 111 Farbfotos, 214 Farb- und 14 s/w-Zeichnungen, 4 S. Schnittmuster, Pappband. ●●●

Spielen mit den Allerkleinsten
(**4691**-X) Von S. Horak, 128 S., 47 Farbfotos, Pappband. ●●●

Lauter tolle Sachen, die Kinder gerne machen
(**4731**-2) Hrsg. U. Barff., 352 S., 117 Farbfotos, 778 Farbzeichnungen, Pappband. ●●●●

Das große bunte Spielebuch
für Kinder von 2 bis 6 Jahren
(**4543**-3) Von R. Grabbet, 160 S., 312 Farbabbildungen, Pappband. ●●●

Mein kunterbuntes Ratebuch
Rätselspiele mit Bildern und Wörtern für Kinder von 7 bis 10 Jahren
(**4697**-9) Von D. und R. Zey, ca. 144 Seiten, durchgehend vierfarbig, gebunden. ●●●

Neues Buch der siebzehn und vier Kartenspiele
(**0095**-2) Von K. Lichtwitz, 96 S., kartoniert. ●

Alles über Pokern
Regeln und Tricks.
(**2024**-4) Von C. D. Grupp, 112 S., 29 Kartenbilder, kartoniert. ●

Rommé und Canasta
in allen Variationen.
(**2025**-2) Von C. D. Grupp, 88 S., 24 Zeichnungen, kartoniert. ●

Doppelkopf, Schafkopf, Binokel, Cego, Tarock und andere Stammtischspiele.
(**2015**-5) Von C. D. Grupp, 112 S., kartoniert. ●

Das Skatspiel
Eine Fibel für Anfänger
(**0206**-8) Von K. Lehnhoff, 96 S., kartoniert. ●

Spielend Skat lernen
unter freundlicher Mitarbeit des Deutschen Skatverbandes
(**2005**-8) Von Th. Krüger, 120 Seiten, 181 s/w-Fotos, 22 Zeichnungen, kart. ●●

Patiencen
in Wort und Bild. (**2003**-1) Von I. Wolter-Rosendorf, 120 Seiten, kartoniert. ●

Neue Patiencen
(**2036**-9) Von H. Sosna, 160 Seiten, 43 Farbtafeln, kartoniert. ●●

Spielend Bridge lernen
(**2012**-0) Von J. Weiss, 96 Seiten, 58 Zeichnungen, kartoniert. ●

Spieltechnik im Bridge
(**2004**-X) Von V. Mollo und N. Gardener, dt. Adaption von D. Schröder, 152 S., kart. ●●●

Neue Kartentricks
(**2027**-9) Von K. Pankow, 104 Seiten, 20 Abbildungen, kartoniert. ●●

Das japanische Brettspiel Go
(**2020**-1) Von W. Dörholt, 104 S., 182 Diagramme, kart. ●

Spielend Go lernen
(**2041**-4) Von H. Otake, S. Futakuchi, 192 S., 615 s/w-Zeichnungen, kartoniert. ●●

Mah-Jongg
Das chinesische Glücks-, Kombinations- und Gesellschaftsspiel. (**2030**-9) Von U. Eschenbach, 80 S., 30 s/w-Fotos, 5 Zeichn., kart. ●

Backgammon
für Anfänger und Könner. (**2008**-2) Von G. W. Fink und G. Fuchs, 104 S., 41 Abb., kart. ●

Einführung in das Schachspiel
(**0104**-5) Von W. Hirschnägger und K. Colditz, 112 S., 116 Diagramme, kartoniert. ●●

Schach, das königliche Spiel
Von den Grundzügen zum strategischen Spiel.
(**1105**-9) Von T. Schuster, 192 S., 302 Diagramme, kart. ●●

Spielend Schach lernen
(**2002**-3) Von T. Schuster, 96 S., , kartoniert. ●

Kinder- und Jugendschach
Offizielles Lehrbuch des Deutschen Schachbundes zur Erringung der Bauern-, Turm- und Königsdiplome.
(**0561**-X) Von B. J. Withuis, H. Pfleger, 144 S., 220 Zeichnungen und Diagramme, kart. ●●

Zug um Zug
Schach für Jedermann 1
Offizielles Lehrbuch des Deutschen Schachbundes zur Erringung des Bauerndiploms.
(0648-9) Von H. Pfleger, E. Kurz, 80 Seiten,
24 s/w-Fotos, 8 Zeichnungen,
60 Diagramme, kartoniert. ●●

Zug um Zug
Schach für Jedermann 2
Offizielles Lehrbuch des Deutschen Schachbundes zur Erringung des Turmdiploms.
(0659-4) Von H. Pfleger, E. Kurz, 128 Seiten,
7 s/w-Fotos, 13 Zeichnungen, 78 Diagramme,
kartoniert. ●●

Zug um Zug
Schach für Jedermann 3
Offizielles Lehrbuch des Deutschen Schachbundes zur Erringung des Königsdiploms.
(0728-0) Von H. Pfleger, G. Treppner, 128 S.,
4 s/w-Fotos, 84 Diagr., 10 Zeichn., kart. ●●

Schach für Fortgeschrittene
Taktik und Probleme des Schachspiels
(0219-X) Von R. Teschner, 88 Seiten,
85 Diagramme, kartoniert. ●

Neue Schacheröffnungen
(0478-8) Von T. Schuster, 104 Seiten,
100 Diagramme, kartoniert. ●

Würfelspiele
für jung und alt. (2007-4) Von F. Pruss, 112 S.,
21 s/w-Zeichnungen, kartoniert. ●

Roulette richtig gespielt
Systemspiele, die Vermögen brachten.
(0121-5) Von M. Jung, 96 S., zahlreiche
Tabellen, kartoniert. ●

Spiele für Party und Familie
(2014-7) Von Rudi Carrell, 80 S., 22 Zeichnungen, kartoniert. ●

Neue Spiele für Ihre Party
(2022-8) Von G. Blechner, 120 S., 54 Zeichnungen, kartoniert. ●

Lustige Tanzspiele und Scherztänze
für Partys und Feste.
(0165-7) Von E. Bäulke, 80 S., 53 Abb., kart. ●

Das Spiel mit der Schwerkraft
Jonglieren
Mit Bällen, Keulen, Ringen und Diabolo.
(1009-5) Von S. Peter, 80 S., 149 Farbfotos,
kartoniert. ●

Zaubern
einfach – aber verblüffend.
(2018-X) Von D. Bouch, 84 Seiten, 41 Zeichnungen, kartoniert. ●

**Tips, Tricks und Gewinnstrategien für
Game-Boy-Spiele**
(1235-7) Von René Zey, 176 Seiten,
100 Zeichnungen, kartoniert. ●●

Neue Game-Boy-Spiele
Sport, Action und Adventure
(1325-6) Von R. Zey, 176 Seiten, 21 s/w-
Zeichnungen, kartoniert. ●●

Alles über Super-Nintendo-Spiele
Technik, Tips und Facts
(1340-X) Von D. Mark, 104 S., zahlreiche
Farbabbildungen, kartoniert. ●●

Das 3. Glücksrad Rätselbuch
(1391-4) 160 Seiten, kartoniert. ●●

Rätselspiele
Quiz- und Scherzfragen für gesellige Stunden
(1270-5) Von K. H. Schneider, ca. 80 Seiten,
ca. 80 s/w-Abbildungen, kartoniert. ●

Knobeleien und Denksport
(2019-8) Von K. Rechberger, 142 Seiten,
105 Zeichnungen, kartoniert. ●

So feiert man Feste fröhlicher
Heitere Vorträge und Gedichte
(0098-7) Von Dr. Allos, 96 Seiten, 15 Abbildungen, kartoniert. ●

Die große Lachparade
Neue Texte für heitere Vorträge und Ansagen
(0188-6) Von E. Müller, 80 S., kartoniert. ●

Rat und Wissen

Der gute Ton
in Gesellschaft und Beruf.
(0063-4) Von I. Wolter, 80 S., 42 s/w-Fotos,
7 Zeichnungen, kartoniert. ●

Der gute Ton
im Privatleben.
(1111-3) Von I. Wolter, bearbeitet von Wolf
Stenzel, 104 S., 42 s/w-Abbildungen, kart. ●

Umgangsformen heute
Die Empfehlungen des Fachausschusses für
Umgangsformen.
(4015-6) 252 S., 108 s/w-Fotos, 17 Zeichnungen, Pappband. ●●

Abc der modernen Umgangsformen
(4754-1) Von I. Wolff, ca. 300 Seiten,
zahlreiche Abbildungen, gebunden. ●●●

Benehmen bei Tisch
(0988-7) Von I. Cording, 80 S., 90 Farbfotos,
5 s/w-Zeichnungen, kartoniert. ●●

Krawatten
Fliegen, Schals und Tücher gekonnt binden
(1072-9) Von Y. Thalheim, H. Nadolny, 48 S.,
129 Farbfotos, 1 s/w-Foto, Pappband. ●●

freundin
Farbberatung
Alle Farben, die Ihnen wirklich stehen
(4520-4) Von Chr. Buscher, 128 Seiten,
175 Farbfotos, Pappband. ●●●

freundin
Das perfekte Make-up
(4727-4) Von M. Rüdiger, H. Kirchberger,
G. Mergenburg, 128 Seiten, 271 Farbfotos,
Pappband. ●●●●

freundin
**Der große Ratgeber
Body Fitness**
Diät · Pflege · Bräune · Gymnastk ·
(4758-4) Von M. Bückmann u.a., ca. 128 S.,
durchgehend vierfarbig, gebunden. ●●●●

freundin Ratgeber
Hochzeit feiern
(4702-2) Von C. von Hoerner-Nitsch, I. Weber,
K. Riebartsch, C. von Bernuth, 128 Seiten,
188 Farbfotos, 28 s/w-Fotos, Pappbd. ●●●●

freundin
Typ & Frisur
(4695-2) Von E. Bolz, 128 S., 219 Farbfotos,
Pappband. ●●●

Gedichte, Reden und Sketche
für grüne, silberne u. goldene Hochzeitstage
(1269-1) Von F. Rieder, 160 S., durchgehend
vierfarbig, Pappband. ●●

**Von der Verlobung zur Goldenen
Hochzeit**
(0393-5) Von E. Runge, 112 Seiten,
kartoniert. ●

Hochzeitszeitungen
Tolle Ideen für Leute von heute
(1379-5) Von Y. Thalheim, 80 S., 160 zweifbg.
Abbildungen, kartoniert. ●●

Die Silberhochzeit
Vorbereitung · Einladung · Geschenkvor-
schläge · Dekoration · Festablauf · Menüs ·
Reden · Glückwünsche. (0542-3) Von K. F.
Merkle, 112 S., 41 Zeichnungen, kartoniert. ●

Geburtstagsfeiern für jedes Alter
Planung und Festgestaltung
(1382-5) Von S. Ahrndt, 120 S., 145 Farbfotos,
28 Farbzeichnungen, kartoniert. ●●

Geburt und Taufe feiern
Planung und Festgestaltung
(1443-0) Von S. Ahrendt, 112 Seiten, 46 Farbzeichn., kartoniert. ●●

Wie soll es heißen?
(0211-4) Von D. Köhr, 136 S., kartoniert. ●

Unsere beliebtesten Vornamen
(1023-0) Von A. F. W. Weigel, 160 Seiten,
75 s/w-Fotos, Pappband. ●●

Die schönsten Vornamen
(4755-X) Hrsg. Dr. D. Voorgang,
ca. 208 Seiten, über 100 Farbzeichnungen,
gebunden. ●

**Kindergedichte, Lieder und Sketche für
Hochzeitsfeiern**
(1112-1) Von B. Lins, 72 Seiten, 26 farbige
Abbildungen, 15 Lieder, kartoniert. ●

**Neue Kindergedichte und Lieder
für Hochzeitsfeste**
(1431-7) Von A. Schweiggert, 80 S., 27 s/w-
Zeichnungen, kartoniert. ●

Kindergedichte rund ums Jahr
(1040-0) Von A. Schweiggert, 80 Seiten,
49 Zeichnungen, 6 Vignetten, kartoniert. ●

Kindergedichte für alle Tage und Feste
Freu dich, daß noch Blumen sprießen . . .
(1489-9) Von G. Rudolf, 160 S., durchgehend
zweifarbig, gebunden. ●●

Ins Gästebuch geschrieben
(0576-8) Von K. H. Trabeck, 96 Seiten,
24 Zeichnungen, kartoniert. ●

Der Verseschmied
Kleiner Leitfaden für Hobbydichter.
(0597-0) Von T. Parisius, 96 Seiten,
28 Zeichnungen, kartoniert. ●

Mach' dir einen Reim
Der moderne Verseschmied
(1433-3) Von G. Rudorf, 192 S., Pappband. ●●

Die schönsten Volkslieder
(0432-X) Hrsg. D. Walther, 128 S., mit Noten
und Zeichnungen, kartoniert. ●

**Alte und neue
Wanderlieder**
(1268-3) Von P. G. Walter, 96 S., zweifarbig,
kartoniert. ●●

Neue Glückwunschfibel
für groß und klein.
(0156-8) Von R. Christian-Hildebrandt, 96 S.,
13 Vignetten, kartoniert. ●

Großes Buch der Glückwünsche
(0255-0) Hrsg. von O. Fuhrmann, 176 S.,
77 Zeichnungen und viele Gestaltungsvor-
schläge, kartoniert. ●●

Wetter und Wind ändern sich geschwind
Beliebte Bauernregeln
(1267-5) Von G. Haddenbach, ca. 80 Seiten,
ca. 30 zweifarbige Illustrationen, kart. ●

Beliebte Verse fürs Poesiealbum
Rosen, Tulpen, Nelken . . .
(0431-1) Von W. Pröve, 96 Seiten, 11 Faksi-
mile-Abbildungen, kartoniert. ●

Verse fürs Poesiealbum
(0241-6) Von I. Wolter, 120 Seiten, 20 Abbildungen, kartoniert. ●

**Heiter und besinnlich
Verse fürs Poesiealbum**
(1069-9) Von B. H. Bull, 160 Seiten, 70 zweifarbige Illustrationen, Pappband. ●●

Klassische Verse und Zitate
Für Glückwünsche, Briefe, Reden und Poesie-
alben
(1223-3) Von P. Motzan, 224 Seiten, 40 Abbildungen, Pappband. ●●

Die Kunst der freien Rede
Ein Intensivkurs mit vielen Übungen.
Beispielen und Lösungen.
(4189-6) Von G. Hirsch, 232 Seiten, 11 Zeichnungen, kartoniert. ●

**Trinksprüche, Gästebuchverse,
Richtsprüche**
(0224-6) Von D. Kellermann, 96 Seiten,
kartoniert. ●

**Glückwünsche, Toasts und Festreden zu
Polterabend und Hochzeit**
(0264-5) Von I. Wolter, 112 Seiten, 18 Zeichnungen, kartoniert. ●

5

Trinksprüche und Festreden
(**1321**-3) Von L. Metzner, 144 S., 13 zweifarbige Zeichnungen, Pappband. ●●

Grußworte
für Gemeindefeiern, Vereinsjubiläen und andere offizielle Anlässe
(**4741**-X) Von M. Adam, 192 S., Pappbd. ●●

Moderne Reden und Ansprachen
(**4742**-8) Von M. Adam, 464 Seiten, Pappband. ●●●●

Reden zu Familienfesten
(**0675**-6) Von G. Georg, 112 S., kartoniert. ●

Reden im Verein
Musteransprachen für viele Gelegenheiten
(**0703**-5) Von G. Georg, 112 S., kartoniert. ●

Reden zum Jubiläum
Musteransprachen für viele Gelegenheiten
(**0595**-4) Von G. Georg, 112 S., kartoniert. ●

Reden und Sprüche zu Grundsteinlegung, Richtfest und Einzug
(**0598**-0) Von A. Bruder, G. Georg, 96 Seiten, kartoniert. ●

Die überzeugende Rede
Mehr Erfolg durch bessere Rhetorik
(**0076**-6) Von K. Wolter, G. Kunz, 96 Seiten, kartoniert. ●

Moderne Korrespondenz
Handbuch für erfolgreiche Briefe
(**4014**-8) Von H. Kirst und W. Manekeller, 544 Seiten, Pappband. ●●●●

Musterbriefe
für alle Gelegenheiten.
(**0231**-9) Hrsg. von O. Fuhrmann, 240 Seiten, kartoniert. ●●

Der moderne Brief
Geschäfts- und Privatkorrespondenz empfängerorientiert schreiben
(**1440**-6) Von Dr. G. Reinert-Schneider, 112 S., 44 s/w-Zeichn., kartoniert. ●●

Geschäftsbriefe
zeitgemäß und stilsicher
(**1323**-X) Von G. Briese-Neumann, 152 S., kartoniert. ●●

Geschäftliche Briefe
für Privatleute, Handwerker und Kaufleute
(**0041**-3) Von G. Briese-Neumann, ca. 120 S., kartoniert. ●

Einladungen texten und gestalten
(**1484**-8) Von R. Zey und A. Bellingen, ca. 80 S., kartoniert. ●

Privatbriefe
Muster für alle Gelegenheiten.
(**0114**-2) Von I. Wolter-Rosendorf, 112 S., kart. ●

Erfolgstips für den Schriftverkehr
Briefgestaltung · Rechtschreibung · Zeichensetzung · Stil. (**0678**-0) Von U. Schoenwald, 112 Seiten, kartoniert. ●

Behördenkorrespondenz
Musterbriefe · Anträge · Einsprüche
(**0412**-5) Von E. Ruge, 112 S., kartoniert. ●

Worte und Briefe der Anteilnahme
(**0464**-8) Von E. Ruge, M. Adam, 88 Seiten, mit vielen Abbildungen, kartoniert. ●

Briefe zu Geburt und Taufe
Glückwünsche und Danksagungen. (**0802**-3) Von H. Beitz, 96 S., 12 Zeichnungen, kart. ●

FALKEN Rechtsberater
Fallbeispiele · Musterbriefe · Gerichtsurteile
(**4734**-7) Hrsg. S. von Hasseln, 756 Seiten, Pappband. ●●●

Alles, was man über Erziehungsgeld, Mutterschutz, Erziehungsurlaub wissen muß
Das neue Recht für Eltern
(**0835**-X) Von K. Möcks, A. Schmitt, 144 S., kartoniert. ●●

Alles, was man über die nichteheliche Lebensgemeinschaft wissen muß
(**1071**-0) Von T. Drewes, 104 Seiten, 8 s/w-Zeichnungen, kartoniert. ●●

Scheidung und Unterhalt
nach dem neuen Eherecht.
(**0403**-6) Von T. Drewes, 112 S., mit Kosten und Unterhaltstabellen, kartoniert. ●●

Alles, was man über Eheverträge
wissen muß
(**1483**-X) Von T. Münster, 128 Seiten, kartoniert. ●●

Alles, was man über Scheidung und Unterhalt wissen muß
(**1264**-0) Von T. Drewes, 128 Seiten, kartoniert. ●●

Alles, was man über Renten wissen muß
Mit Rentenreformgesetz 1992
(**1265**-9) Von K. Möcks, A. Schmitt, 112 Seiten, kartoniert. ●●

Rasthaus-Ratgeber
Kinder haben keine Bremse
Verkehrserziehung für Kinder ab 3 Jahren
(**1497**-X) Von H.-D. Barth, 80 S, durchgehend vierfarbig, kartoniert. ●●

Rasthaus-Ratgeber
Stop dem Autoklau
Die wirksamsten Methoden gegen Autodiebstahl
(**1485**-6) Von M. Maurer, 64 Seiten, durchgehend vierfarbig, kartoniert. ●●

Rasthaus-Ratgeber
Gebrauchtwagenkauf
Auswahl · Bewertung · Kaufvertrag
(**1498**-8) Von U. Traub, 80 Seiten, durchgehend vierfarbig, kartoniert. ●●

Wolfgang Büsers Erfolgstips
Rentenreform '92
(**1244**-6) Von W. Büser, 80 S., kartoniert. ●

Wolfgang Büsers Erfolgstips
Teilzeitarbeit
(**1266**-7) Von W. Büser, 80 S., kartoniert. ●

Wolfgang Büsers Erfolgstips
(Lohn-) Einkommensteuer '92
Aktuell: Zinssteuer '93
(**1324**-8) Von W. Büser, 176 S., kartoniert. ●●

Vermögensbildung mit System
Anlageformen · Strategien · Praxistips
(**1445**-7) Von W. Schwanfelder, 160 Seiten, kartoniert. ●●

Alles, was man über BAföG wissen muß
(**1387**-6) Von A. Mengeringhausen, 144 Seiten, kartoniert. ●●

Testament und Erbschaft
Erbfolge, Rechte und Pflichten der Erben, Erbschafts- und Schenkungssteuer, Mustertestamente. (**4139**-X) Von T. Drewes, R. Hollender, 304 Seiten, Pappband. ●●●

Erbrecht und Testament
(**0046**-4) Von H. Wandrey, 124 S., kart. ●

Alles, was man über Testament und Erbschaft wissen muß
(**0939**-9) Von T. Drewes, 136 Seiten, 9 s/w-Zeichnungen, kartoniert. ●●

Mietrecht
Leitfaden für Mieter und Vermieter
(**0479**-6) Von J. Beuthner, 196 S., kart. ●●

Haushaltstips
praktisch und umweltfreundlich
(**1046**-X) Von K. Winkell, 96 Seiten, 36 Zeichnungen, kartoniert. ●●

Texte für den Anrufbeantworter
(**1389**-2) Von G. Kunz, 80 S., 12 s/w-Zeichnungen, kartoniert. ●●

Alles, was man über den Umgang mit Behörden wissen muß
(**1390**-6) Von K. Möcks, A. Schmitt, 132 Seiten, kartoniert. ●●

Wege zum Börsenerfolg
Aktien · Anleihen · Optionen
(**4275**-2) Von H. Krause, 252 S., 4 s/w-Fotos, 86 Zeichnungen, Pappband. ●●●●

Wörter und Unwörter
Sinniges und Unsinniges der deutschen Gegenwartssprache
(**1401**-7) Hrsg. Gesellschaft für deutsche Sprache, 176 Seiten, kartoniert. ●●●

Richtige Groß- und Kleinschreibung
durch neue, vereinfachte Regeln. Erläuterungen der Zweifelsfragen anhand vieler Beispiele.
(**0897**-X) Von Prof. Dr. Ch. Stetter, 96 S., kartoniert. ●

Gutes Deutsch schreiben und sprechen
(**4432**-1) Von W. Manekeller, Dr. G. Reinert-Schneider, 416 S., durchgehend zweifarbig, Pappband. ●●●●

Mehr Erfolg in der Schule
Deutsche Rechtschreibung und Grammatik
Übungen und Beispiele für die Klassen 5–10.
(**4407**-0) Von K. Schreiner, 256 S., durchgehend zweifarbig, Pappband. ●●●●

Diktate besser schreiben
Übungen zur Rechtschreibung für die Klassen 4 bis 8
(**0469**-9) Von K. Schreiner, 152 S., 31 Zeichnungen, kartoniert. ●●

Deutsche Grammatik
Ein Lern- und Übungsbuch
(**0704**-3) Von K. Schreiner, 122 S., kart. ●●

Aufsätze besser schreiben
Förderkurs für die Klassen 4 – 10
(**0429**-X) Von K. Schreiner, 144 Seiten, 31 Abb., kartoniert. ●●

Mehr Erfolg in der Schule
Der Deutschaufsatz
Übungen und Beispiele für die Klassen 5 – 10.
(**4271**-X) Von K. Schreiner, 240 S., 4 s/w-Fotos, 51 Zeichnungen, Pappband. ●●●●

Mehr Erfolg in der Schule
Deutsch
Textinterpretation, Literaturgeschichte und Stilkunde
(**4483**-6) Von K. Schreiner, 272 S., 43 zweifarbige Zeichnungen, Pappband. ●●●●

Gedächtnistraining mit Eselsbrücken
(**1388**-4) Von W. Ettig, 96 S., 36 s/w-Zeichnungen, kartoniert. ●●

Geschichte
Von der Französischen Revolution bis zur Gegenwart
(**4723**-1) Von K. Schreiner, 256 S., 50 s/w-Fotos, 10 Farbzeichnungen, 6 zweifarbige Landkarten, Pappband. ●●●●

Geographie
Natürliche Grundlagen · Gestaltung der Umwelt · Die Staaten der Erde
(**4724**-X) Von V. Disch, 256 S., ca. 40 Karten und Grafiken, Pappband. ●●●●

Mehr Erfolg in der Schule
Mathematik 1
Arithmetik und Algebra. Übungen, Beispiele und Lösungen für die Klassen 5 bis 10.
(**4420**-8) Von R. Müller-Fonfara, 256 Seiten, 193 Zeichn., 2 s/w-Fotos, Pappband. ●●●●

Mehr Erfolg in der Schule
Mathematik 2
Geometrie, Statistik, Wahrscheinlichkeitsrechnung und kaufmännisches Rechnen
(**4456**-9) Von R. Müller-Fonfara, W. Scholl, 256 Seiten, 6 s/w-Fotos, 304 Zeichnungen, Pappband. ●●●●

Mathematische Formeln für Schule und Beruf
Mit Beispielen und Erklärungen.
(**0499**-0) Von R. Müller-Fonfara, 156 Seiten, 210 Zeichnungen, kartoniert. ●●●

Schülerlexikon der Mathematik
Formeln, Übungen und Begriffserklärungen für die Klassen 5 – 10
(**0430**-3) Von R. Müller-Fonfara, 176 Seiten, 96 Zeichnungen, kartoniert. ●●

**Mehr Erfolg in der Schule
Mathematik 3**
Analysis, analytische Geometrie und lineare
Algebra
(**4541**-7) Von R. Müller-Fonfara, W. Scholl,
240 Seiten, 140 zweifarbige Grafiken, Papp-
band.●●●●
Mehr Erfolg in der Schule
Mathematik 4
Für die Klassen 11 bis 13
(**4701**-0) Von R. Müller-Fonfara, W. Scholl,
240 Seiten, 91 Zeichnungen, 3 s/w-Fotos,
Pappband. ●●●●

Mathematik-Textaufgaben leicht gelöst
Aufgaben · Lösungsstrategien · Anwendungs-
beispiele
(**1022**-2) Von R. Müller-Fonfara, 128 Seiten,
4 Zeichnungen, kartoniert. ●●

Rechnen aufgefrischt für Schule und Beruf.
(**0100**-2) Von H. Rausch, 144 S., kartoniert. ●

Besseres Englisch
Grammatik und Übungen für die Klassen
5 bis 10.
(**0745**-0) Von E. Henrichs, 144 S., kart. ●●
Mehr Erfolg in der Schule
Englisch
Textinterpretationen
(**4518**-2) Von E. Heinrichs-Kleinen, 256 S.,
Pappband.●●●●
Mehr Erfolg in der Schule
Englische Grammatik ·
Regeln und Übungen für die Klassen 5 bis 13
(**4431**-3) Von E. Henrichs-Kleinen, 256 S.,
durchgehend zweifarbig, Pappband. ●●●●

Besseres Französisch
Grammatik und Übungen für die Klassen
9 bis 11
(**1039**-7) Von R. Lübke, 114 S., durchgehend
zweifarbig, kartoniert. ●●
Mehr Erfolg in der Schule
Französische Grammatik
Für die Klassen 7 bis 13
(**4703**-7) Von R. Lübke, ca. 256 S., durchgehend zweifarbig, Pappband. ●●●●

Schnell und sicher zum Führerschein
Tips und Tricks aus 30jähriger-Fahrlehrer-
Praxis.
(**1232**-2) Von O. Einert, 152 S., 156 Farbfotos,
161 z.T. farb. Zeichnungen, kartoniert. ●●

**Die aktuellen Prüfungsfragen und
Prüfungsbogen für den Führerschein
Klasse 3**
(**1490**-2) 104 Seiten, 371 Farbfotos, kart. ●●

Der Test-Knacker bei Führerscheinverlust
(**1262**-4) Von T. Rieh, 128 S., kartoniert. ●●

**Erfolgreiche Bewerbung um einen
Ausbildungsplatz**
(**0715**-9) Von H. Friedrich, 128 S., kartoniert. ●

Bewerbungsstrategien
Erfolgreiche Konzepte für Karrierebewußte
(**1027**-3) Von W. Reichel, 128 S., kart. ●●

Karriereplanung mit System
Bewerbungsstrategien für Frauen
(**4455**-0) Von R. Ibelgaufts, 144 Seiten,
20 Cartoons, Pappband. ●●

Die Bewerbung
Der moderne Ratgeber für Bewerbungsbriefe,
Lebenslauf und Vorstellungsgespräche.
(**4138**-1) Von W. Manekeller, 264 Seiten,
Pappband. ●●●

Die erfolgreiche Bewerbung
Bewerbung und Vorstellung
(**0173**-8) Von W. Manekeller, U. Schoenwald,
144 Seiten, kartoniert. ●●

Lebenslauf und Bewerbung
Beispiele für Inhalt, Form und Aufbau
(**0428**-1) Von H. Friedrich, 112 S., kartoniert. ●

Bewerbungsbriefe und Stellengesuche
Für handwerkliche, gewerblich-technische
und kaufmännische Berufe
(**0138**-X) Von Dr. W. Reichert, 96 S., kart. ●

Das überzeugende
Vorstellungsgespräch
Erfolgreiche Strategien für den ersten
Eindruck
(**1261**-6) Von R. Ibelgaufts, 144 S., kart. ●●

Vorstellungsgespräche
sicher und erfolgreich führen.
(**0636**-5) Von H. Friedrich, 144 Seiten, kart. ●

Einstellungstests und andere
Methoden der Bewerberauswahl
(**1263**-2) Von Dr. R. Hilke, H. Hustedt, 160 S.,
27 Zeichnungen, kartoniert. ●●

Keine Angst vor Einstellungstests
Ein Ratgeber für Bewerber.
(**0793**-6) Von Ch. Titze, 120 Seiten, 67 Zeichnungen, kartoniert. ●

Assessment Center
Erfolgstips und Übungen für Bewerber
(**1385**-X) Von H. Beitz und A. Loch, ca. 128 S.,
kartoniert.●

Berufsstart für Hochschulabsolventen
Erfolgsstrategien für Bewerbung und Vorstellung
(**1482**-1) Von Dr.W. Reichel, ca. 144 S., kart. ●●

freundin Ratgeber
**Psychoterror am Arbeitsplatz
Mobbing**
(**1434**-1) Von B. Huber, 160 S., kartoniert. ●●

freundin Ratgeber
Frau mit Kind
Leitfaden für Alleinerziehende
(**1476**-7) Von G. Teusen, ca. 144 S., kart. ●●

freundin
**Kind und Beruf:
(K)ein Problem**
(**1322**-1) Von I. Weber, 168 Seiten, 14 Zeichnungen, kartoniert. ●●

freundin Ratgeber
**Neu im Job:
So überzeugen Sie**
(**1259**-4) Von G. Teusen, 160 S., kart. ●●

Die ersten Tage am neuen Arbeitsplatz
Ratschläge für den richtigen Umgang mit
Kollegen und Vorgesetzten
(**0855**-4) Von H. Friedrich, 104 Seiten, kart. ●

Zeugnisse im Beruf
richtig schreiben, richtig verstehen
(**0544**-X) Von H. Friedrich, 112 Seiten, kart. ●

Arbeitszeugnisse
verstehen und interpretieren
(**1444**-9) Von A. Nasemann, 136 S., kart. ●●

So lernt man leicht und schnell
Maschinenschreiben
Lehrbuch für Schulen, Lehrgänge und Selbstunterricht. (**0568**-7) Von M. Kempkes, 112 S.,
48 Zeichnungen, kartoniert. ●●

FALKEN-Software
**Maschinenschreiben und Tastatur-
training für Computer**
(**7009**-8) Von B. Hoppius, Diskette 5 1/4″ u.
3 1/2″ für IBM-PC + Kompatible, mit Begleit-
heit. ●●●●●

Leicht und schnell gelernt
Maschinenschreiben im Selbstunterricht
(**0170**-3) Von O. Fonfara, 88 S., kartoniert.●

Buchführung leicht gemacht
Ein methodischer Grundkurs für den Selbst-
unterricht (**4238**-8) Von D. Machenheimer,
R. Kersten, 252 Seiten, Pappband. ●●●●

Buchführung leicht gefaßt
Für Handwerker, Gewerbetreibende und
freiberuflich Tätige.
(**0127**-4) Von R. Pohl, 104 S., kartoniert. ●

Stenografie leicht gelernt
im Kurus oder Selbstunterricht
(**0266**-1) Von H. Kaus, 64 S., kartoniert. ●

Gitarre spielen
Ein Grundkurs für den Selbstunterricht
(**0534**-2) Von A. Roßmann, 96 S., 1 Schall-
folie, 150 Zeichnungen, kartoniert. ●●●

FALKEN & HOHNER: Workshop Musik
Gitarre spielen
Folk, Blues, Pop, Rock auf der akustischen
Gitarre
Für Anfänger und Wiedereinsteiger
(**1437**-6) Von W. Ruß, ca. 80 S., Begleit-CD ca.
60 Min. Spieldauer, zahlreiche Illustrationen
und Fotos, kartoniert. ●●●●

FALKEN & HOHNER: Workshop Musik
Keyboard spielen
Pop & Rock
Für Anfänger und Wiedereinsteiger
(**1435**-X) Von M. Lonardoni, ca. 80 Seiten,
Begleit-CD, ca. 60 Min. Spieldauer, zahl-
reiche Illustrationen und Fotos,
kartoniert. ●●●●

FALKEN & HOHNER: Workshop Musik
Singen
In Chor, Singgruppe und solo
Für Anfänger und Wiedereinsteiger
(**1436**-8) Von W. Layer, ca. 80 S., Begleit-CD
ca. 60 Min. Spieldauer, zahlreiche Illustrationen und Fotos, kartoniert. ●●●●

Faszinierendes Erlebnis
Tierwelt
(**4706**-1) Von U. und W. Dolder, 196 Seiten,
314 Farbzeichnungen, Pappband. ●●●●

Das große Buch der
Antworten auf Kinderfragen
(**4477**-1) Von H. Hofmann, U. Kopp,
G. Jankovics u.a., 192 Seiten, 308 Farbzeichnungen, Pappband. ●●●

FALKEN LEXIKON
Das Wissen unserer Zeit
(**4736**-3) Hrsg. Lexikographisches Institut,
1008 Seiten, 681 Farbfotos, 1142 Farbzeichn.,
Pappband. ●●●●

Das neue, farbige
Jugendlexikon
(**4472**-0) Von J. Frey, D. Rex, 304 Seiten,
269 und 52 s/w-Fotos, 6 Farbzeichnungen,
Pappband. ●●●●

Das große farbige Kinderlexikon
(**4195**-0) Von U. Kopp, 320 S., 493 Farbabbildungen, 17 s/w-Fotos, Pappband.
●●●●

Kinder-Überraschung
(**1499**-6) Von M. Semmel, ca. 80 Seiten,
durchgehend vierfarbig, kartoniert. ●●

Briefmarken sammeln
(**0481**-8) Von D. Stein, 120 S., 4 Farbtafeln,
98 s/w-Abbildungen, kartoniert. ●

Telefonkartenlexikon für Sammler
(**1406**-6) Von M. Burzan, ca. 160 Seiten,
zahlreiche Farbabbildungen,
kartoniert. ●●●

Telefonkarten sammeln
Serien · Preise · Sammeltips
(**1326**-4) Von M. Burzan, 128 S., 251 Farbfotos, kartoniert. ●●

Die Handschrift als Spiegel des Charakters
Graphologie
(**1025**-7) Von Dr. W. Busch, 104 S., 87 Schrift-
proben, kartoniert. ●

**Familienforschung · Ahnentafel ·
Wappenkunde**
Wege zur eigenen Familienchronik
(**0744**-2) Von P. Bahn, 128 S., 8 Farbtafeln,
30 Abbildungen, kartoniert. ●●

Familienforschung und Wappenkunde
(**4485**-2) Von P. Bahn, 224 S., 114 zweifarbige Abbildungen, Pappband. ●●●●

freundin Ratgeber
Frauen allein auf Reisen
(**1260**-8) Von H. Guilino, 192 S., 7 Zeichnungen, kartoniert. ●●

Brain Building
Das Supertraining für Gedächtnis, Logik,
Kreativität
(**4704**-5) Von M. vos Savant, 256 Seiten,
Pappband. ●●●

Traumdeutung
Die Bildersprache unserer Traumwelt entschlüsseln
(4486-0) Von G. Fink, 384 Seiten, 74 zweifarbige Fotos, Pappband. ●●●●

Kinderträume
Ein Ratgeber für Eltern
(4505-0) Von G. Fink, 176 S., 6 s/w-Zeichnungen, Pappband. ●●●

Wahrsagen
mit den Karten der Madame Lenormand
(1328-0) Von B. A. Mertz, 108 Seiten, 39 s/w-Abbildungen, kartoniert. ●●

Die 12 Tierzeichen
Chinesisches Horoskop
(0423-0) Von G. Haddenbach, 88 Seiten, kartoniert. ●

Partnerschaftshoroskop
Glück und Harmonie mit Ihrem Traumpartner.
(0587-3) Von G. Haddenbach, 112 Seiten, 11 Zeichnungen, kartoniert. ●

Im Zeichen der Sterne
(0951-8) Der feurige Widder
(0952-6) Der willensstarke Stier
(0953-4) Die vielseitigen Zwillinge
(0954-2) Der feinfühlige Krebs
(0955-0) Der königliche Löwe
(0956-9) Die zuverlässige Jungfrau
(0957-7) Die charmante Waage
(0958-5) Der leidenschaftliche Skorpion
(0959-3) Der temperamentvolle Schütze
(0960-7) Der treue Steinbock
(0961-5) Der selbstbewußte Wassermann
(0962-3) Die romantischen Fische
Von G. Haddenbach, 64 Seiten, 35 Farbfotos, Pappband. ●

Das neue FALKEN
Computerlexikon
(4356-2) Von Dr. B. Kopp, 336 S., 121 s/w-Fotos, 184 Computergrafiken, Pappbd. ●●●●

Computer-Grundwissen
Eine Einführung in Funktion und Einsatzmöglichkeiten
(4359-7) Von Chr. T. Wolff, 176 S., 182 Farbfotos, kartoniert.●●●●
(4358-9) Pappband.●●●●

Der PC
(4732-0) Von U. u. H. Freund, 336 Seiten, 386 Farbfotos, Pappband. ●●●●●

freundin
Das Computerbuch für Frauen
(4372-4) Von M. Thiel, 176 S., 102 Farbfotos, 73 Zeichnungen, Pappband. ●●●●

Desktop Publishing: Typografie und Layout Seiten gestalten am PC · für Einsteiger und Profis
(4330-9) Von Dr. H. D. Baumann, M. Klein, 320 S., zahlreiche zweifarbige Abbildungen, Pappband. ●●●●●

PC HELP!
Wissenschaftliche Texte mit Word 5.5
(4360-0) Von P. Vogel, 80 S., 34 zweifarbige Screenshots, kartoniert. ●●

PC HELP!
Praktische Computernutzung mit Works 2.0
(4369-4) Von A. Görgens, 72 Seiten, 64 zweifarbige Screenshots, kartoniert. ●●

PC HELP!
DFÜ mit dem PC
(4370-8) Von M. Hofmann, 88 Seiten, 41 zweifarbige Screenshots, kartoniert. ●●

PC HELP!
Zeichnen mit dem PC
(4361-9) Von M. Hofmann, 88 S., 57 zweifarbige Screenshots, kartoniert. ●●

PC HELP!
Präsentation mit dem PC
(4368-6) Von M. Hofmann, 96 S., 47 zweifarbige screenshots, kartoniert. ●●

PC HELP!
CONFIG. SYS. und AUTOEXEC. BAT
Optimale Systemkonfiguration
(4338-4) Von A. Görgens, 64 S., ca. 50 s/w-Abbildungen und Grafiken, kartoniert. ●●

PC HELP!
DOS-Kommandos richtig nutzen
(4339-2) Von A. Görgens, 64 S., ca. 50 s/w-Abbildungen und Grafiken, kartoniert. ●●

PC HELP!
Die ersten Schritte mit dem PC
(4344-9) Von P. Vogel, H. Ebsen, 64 S., ca. 50 s/w-Abb. und Grafiken, kartoniert. ●●

PC HELP!
Mehr Speicher unter DOS nutzen
(4345-7) Von K. O. Kuhl, 64 S., ca. 50 s/w-Abbildungen und Grafiken, kartoniert. ●●

PC HELP!
Viren erkennen und beseitigen
(4346-5) Von M. Hofmann, 64 S., ca. 50 s/w-Abbildungen und Grafiken, kartoniert. ●●

DTP-Lexikon für die Praxis
(4373-2) 136 S., 55 s/w-Fotos, kart. ●●●

Gestalten mit Pagemaker für Windows
(4375-9) Von M. Hofmann, R. Titius, 116 S., 53 zweifbg. screenshots, kartoniert. ●●

Präsentationsprogramme richtig nutzen
(4376-7) Von M. Hofmann, 96 S., 60 zweifarbige screenshots, kartoniert. ●●

Datenaustausch 1
(4378-3) Von M. Hofmann, 104 Seiten, 63 zweifarbig. screenshots, kartoniert. ●●

Datenaustausch 2
(4379-1) Von M. Hofmann, 96 S., 34 zweifarbige screenshots, kartoniert. ●●

Update
MS-DOS 6.0
Beilage: Kurzreferenz
(4385-6) Von M. Hofmann, 136 S., 55 s/w-Fotos, kartoniert. ●●●

PC-Pannen selbst beheben
Hardware · Software
(4383-X) Von M. Hofmann, 144 S., kart. ●●●

Windows für Workgroups
(4381-3) Von P. Vogel, 80 S., 40 Screenshots, kartoniert. ●●

Essen und Trinken

Rezepte für 1 Person
(1294-2) Hrsg. M. Sauerborn, 64 S., 75 Farbfotos, kartoniert. ●

Schnell und individuell
Die raffinierte Single-Küche
(4266-3) Von F. Faist, 160 S., 151 Farbfotos, Pappband. ●●●●

Frischer Fang aus Fluß und Meer
Fisch
(0964-X) Von L. Grieser, 48 S., 52 Farbfotos, Pappband. ●●

Fischgerichte
(1448-1) Hrsg.: S. Koch, 64 S., ca. 50 Farbfotos, kartoniert. ●

Zart und edel
Lachs
(1403-7) Von H. Imhof, 64 S., 49 Farbfotos, Pappband. ●●

Geflügelgerichte
(1348-5) Hrsg. E. Meyer zu Stieghorst, 64 S., 71 Farbfotos, kartoniert. ●

Gaumenfreuden Tag für Tag
Pfannengerichte
(1007-9) Von S. Fabke, 64 S., 54 Farbfotos, Pappband. ●●

Köstliches für Genießer
Fleischgerichte
(4699-5) Von F. Stein, 144 S., ca. 100 Farbfotos, gebunden. ●●●

Schnitzel, Steaks & Co.
(1417-1) Von N. Frank, 64 Seiten, 68 Farbfotos, kartoniert. ●

Köstliches aus dem Tontopf
(1332-9) Hrsg. S. Kieslich, 64 Seiten, 55 Farbfotos, kartoniert. ●

Suppen und Eintöpfe
(1449-X) Hrsg.: S. Koch, 64 S., ca. 50 Farbfotos, kartoniert. ●

Aus eigener Küche
Gute Wurst
(0948-8) Von J. Bessel, G. Quaas, 80 Seiten, 8 Farbtafeln, kartoniert. ●

Aus lauter Lust und Liebe
Knoblauch
(0867-8) Von L. Reinirkens, 64 S., 45 Farbfotos, Pappband. ●

Bintje, Irmgard und Sieglinde
Kartoffeln
(1032-X) Von S. Fabke, 64 S., 43 Farb- und 1 s/w-Foto, Pappband. ●

Kartoffelgerichte
(1297-7) Hrsg. I. Feldhaus, 64 S., 64 Farbfotos, kartoniert. ●

Nudelgerichte
(1293-4) Hrsg. E. Fuhrmann, 64 S., 66 Farbfotos, kartoniert. ●

Pasta in Höchstform
Nudeln
(0884-8) Von M. Kirsch, 64 S., 62 Farbfotos, Pappband. ●●

Spezialitäten unter knuspriger Decke
Aufläufe
(0882-1) Von C. Adam, 48 S., 33 Farbfotos, Pappband. ●●

Aufläufe
(1295-0) Hrsg. E. Fuhrmann, 64 S., 62 Farbfotos, kartoniert. ●

Die Krönung der feinen Küche
Saucen
(0817-1) Von G. Cavestri, 48 S., 40 Farbfotos, Pappband. ●●

Gemüsegerichte
(1347-0) Hrsg. E. Fuhrmann, 64 S., 58 Farbfotos, kartoniert. ●

Gemüseaufläufe
(1365-5) Hrsg. E. Fuhrmann, 64 S., 58 Farbfotos, kartoniert. ●

Die schönsten Rezepte für
Frühstück und Brunch
(1063-X) Von K. Kruse-Schorling, 80 Seiten, 8 Farbtafeln, kartoniert. ●

Schnelle Küche
Für 2 Personen
(4718-5) freundin-Kochstudio, 80 Seiten, 105 Farbf., Pappband. ●●

Kochen auf der richtigen Welle im
Grill-Mikrowellengerät
(1395-7) Von T. Peters, 96 S., 79 Farbfotos, kartoniert. ●

Fritieren
(1350-7) Hrsg. I.Teitge, 64 S., 62 Farbf., kart. ●

Schnell auf den Tisch gezaubert
Kochen mit Mikrowellen
(0818-X) Von A. Danner, 64 S., 52 Farbfotos, Pappband. ●

Italienische Vorspeisen **Antipasti**
(1006-0) Von S. Reiter-Westphal, 64 Seiten, 47 Farbfotos, Pappband. ●●

Mexikanische Küche
(1439-2) Von C. Zingerling, 64 S., ca. 50 Farbfotos, kartoniert. ●

Italienische Küche
(1299-3) Hrsg. E. Fuhrmann, 64 S., 65 Farbfotos, kartoniert. ●

Schlemmerreise durch die
Italienische Küche
(4172-1) Von V. Pifferi, 160 S., 109 Farbfotos, Pappband. ●●●●

Spaghetti, Tagliatelle + Co.
Pasta all'Italiana
(1004-4) Von I. Seyric, 64 S., 57 Farbfotos, Pappband. ●●

Pizza
(1352-3) Hrsg. M. Sauerborn, 64 S., 72 Farbfotos, kartoniert. ●

Tradition mit Charme
Wiener Spezialitäten
(1343-4) Von G. Scolik, 64 S., 46 Farbfotos, Pappband. ●●

Schlemmerreise durch die
Französische Küche
(4296-5) Von H. Imhof, 160 S., 147 Farbfotos, 3 s/w-Fotos, Pappband. ●●●●

Schlemmerreise durch die
Spanische Küche
(4500-X) Von A. Puente, 160 S., ca. 120 Farbfotos, Pappband. ●●●●

Vom Bosporus zum Ararat
Türkische Spezialitäten
(1191-1) Von S. Dogan, 64 S., 44 Farbfotos, Pappband.●●

Indische Küche
(1404-X) Von C. Zingerling, 64 S., 64 Farbfotos, kartoniert. ●

Schlemmerreise durch die
Thailändische Küche
(4722-3) Von C. Zingerling, 144 Seiten, 164 Farbfotos, Pappband. ●●●●

Köstlich fernöstlich
Asiatische Spezialitäten
(1286-1) Von M. Carroll, E. Mognol, 64 S., 49 Farbfotos, Pappband. ●●

Chinesische Küche
(1289-6) Hrsg. M. Sauerborn, 64 S., 73 Farbfotos, kartoniert. ●

Schlemmerreise durch die
Chinesische Küche
(4184-5) Von K. H. Jen, 160 S., 117 Farbfotos, Pappband. ●●●

Gerichte aus dem
Wok
(1291-8) Hrsg. M. Sauerborn, 64 S., 76 Farbfotos, kartoniert. ●

Mit Lust und Liebe **Chinesisch Kochen**
(4441-0) Von Ho Fu-Lung, Uli Franz, 176 Seiten, 189 Farbfotos, 29 Zeichnungen, Pappband. ●●●●

Fernöstliche Küche
(1384-1) Hrsg. R. Faller, 64 S., 73 Farbfotos, kartoniert. ●

Rezepte für Tisch- und Gartengrill
(1351-3) Hrsg. V. Müller, 64 S., 59 Farbfotos, kartoniert. ●

Braten auf dem heißen Stein
(1300-0) Hrsg. R. Donhauser, 64 S., 56 Farbfotos, kartoniert. ●

Rezepte rund um Raclette und Doppeldecker
(0420-6) Von J.W. Hochscheid, 72 S., 8 Farbtafeln, kartoniert. ●

Schlemmen in geselliger Runde
Fleischfondues
(0966-6) Hrsg. M. Spötter, 64 S., 62 Farbfotos, Pappband. ●●

Fondues und Raclettes
(4253-1) Von F. Faist, 160 S., 125 Farbfotos, Pappband. ●●●●

Fondues
(1298-5) Hrsg. E. Meyer zu Stieghorst, 64 S., 69 Farbfotos, kartoniert. ●

Rezepte fürs Raclette
(1290-X) Hrsg. S. Kieslich, 64 Seiten, 59 Farbfotos, kartoniert. ●

Raclette-Spezialitäten
(0881-3) Von F. Faist, 48 S., 33 Farbfotos, Pappband. ●

Knackige Salate
(1441-4) Hrsg.: S. Kieslich, 64 S., ca. 50 Farbfotos, kartoniert. ●

Gartenfrisch genießen
Feine Salate
(4450-X) Von P. Nikolay, 160 S., 122 Farbfotos, Pappband. ●●●●

Köstliche Salate
zum Verwöhnen
(0222-X) Von Chr. Schönherr, 96 S., 8 Farbtafeln, 30 Zeichnungen, kartoniert. ●

Salate
(1346-9) Hrsg. E. Furhmann, 64 S., 62 Farbfotos, kartoniert. ●

Frisch und leicht als Hauptgericht
Schlemmersalate
(0934-8) Von C. Adam, 64 S., 49 Farbfotos, Pappband. ●●

Gesund und vielseitig **Alles mit Joghurt**
täglich selbstgemacht, mit vielen Rezepten
(0382-6) Von G. Volz, 64 S., 8 Farbtafeln, kartoniert. ●

Marmeladen, Gelees und Kompotte
(1442-2) Hrsg.: F. Stein, 64 S., ca. 50 Farbfotos, kartoniert. ●

Gesunde Ernährung für mein Kind
(0776-6) Von M. Bustorf-Hirsch, 112 Seiten, 8 Farbtafeln, 5 s/w-Zeichnungen, kartoniert. ●●

EBschule
Gesunde Ernährung für Kinder im Grundschulalter
(1314-0) Von A. Roßmeier, 80 Seiten, 44 Farbfotos, 50 farbige Vignetten, Pappband. ●●

Lieblingsgerichte für Kinder
Mit Sonderteil: Gesunde Kost für Babys ab 6 Monaten
(4497-6) Von G. Righi-Spanfellner, 112 S., 27 Farbzeichnungen, Pappband. ●●●

Das essen Kinder gern
(1405-8) Hrsg. S. Faust, 64 S., 80 Farbfotos, kartoniert. ●

Mit Lust und Liebe . . .
Vollwertküche für Genießer
(4412-4) Von Prof. Dr. C. Leitzmann, H. Million, 256 Seiten, 329 Farbfotos, Pappband. ●●●●

Vegetarisch kochen und genießen
Alle Gerichte für 2 Personen
(4715-0) Von Prof. Dr. C. Leitzmann, K. Dittrich, C. u. G. Kurz, 128 S., 132 Farbfotos, Pappband. ●●●

Das große FALKEN
Vitaminkochbuch
für Genießer
(4714-2) Von Prof. Dr. troph. M. Hamm, A. Roßmeier, 208 S., 224 Farbfotos, Pappband. ●●●●

Schmackhafte Vollwertkost ohne tierisches Eiweiß
(0993-3) Von M. Bustorf-Hirsch, 96 S., 54 Farbfotos, kartoniert. ●

Cholesterinarm kochen und genießen
(4442-6) Von R. Unsorg, 168 S., 132 Farbfotos, kartoniert. ●●●●

Die aktuelle Cholesterintabelle
(1088-5) Von Dr. H. Oberritter, 84 Seiten, 12 zweifarbige Grafiken, kartoniert. ●

Die aktuelle Vitamin- und Mineralstofftabelle
Mit Angaben zu den wichtigsten Vitaminen und Mineralstoffen
(1110-5) Von Dr. H. Oberritter, 88 Seiten, 1 zweifarbige Grafik, kartoniert. ●

Die aktuelle E-Zusatzstoff-Tabelle
Über 750 Angaben zu Herkunft, Verwendung und möglichen Nebenwirkungen
(1233-0) Von T. Pilgram, E.Dahl, 80 Seiten, zweifarbig, kartoniert. ●

Vollwertküche für Diabetiker
Köstlich kochen und backen für die ganze Familie
(4473-9) Von Prof. Dr. C. Leitzmann, Prof. Dr. H. Laube, H. Million, 168 S., 172 Farbfotos, 8 Zeichnungen, Pappband. ●●●●

Kochen und backen für Diabetiker
Gesund und schmackhaft für die ganze Familie
(4467-4) Von Dr. med. M. Toeller, W. Schumacher, A. Groote, Dr. troph. A. Klischan, 176 S., 182 Farbfotos, Pappband. ●●●●

Die Sojaküche
Gesund und abwechslungsreich essen
(0553-9) Von U. Kolster, 80 S., 8 Farbtafeln, kartoniert. ●

Gesund kochen mit Keimen und Sprossen
(0794-9) Von M. Bustorf-Hirsch, 96 S., 4 Farbtafeln, 13 s/w-Zeichnungen, kartoniert. ●

Waffeln
Hörnchen, Pfannkuchen und Crèpes
(0522-9) Von C. Stephan, 64 S., 8 Farbtafeln, kartoniert. ●

Waffeln
(1296-9) Hrsg. L. Steiger, 64 S., 73 Farbfotos, kartoniert. ●

Fruchtige Pfannkuchen und Crèpes
(1446-5) Von S. Fabke, 64 S., ca. 50 Farbfotos, kartoniert. ●

Mehr Freude und Erfolg beim
Brotbacken
(4148-9) Von A. und G. Eckert, 160 Seiten, 177 Farbfotos, Pappband. ●●●●

Meine Vollkornbackstube
Brot · Kuchen · Auflaüfe.
(0616-0) Von R. Raffelt, 96 S., 4 Farbtafeln, 12 Zeichnungen, kartoniert. ●

Mit Honig, Nuß und Mandelkern
Weihnachtsplätzchen
(1287-X) Von H. Jaacks, 64 S., 48 Farbfotos, Pappband. ●●

Backen ohne Zucker
(1234-9) Von H. Erkelenz, 80 S., 8 Farbtafeln, kartoniert. ●

Süße Geheimnisse eiskalt gelüftet
Eis und Sorbets
(0870-8) Von H. W. Liebheit, 48 S., 38 Farbfotos, kartoniert. ●

Haltbarmachen in der Öko-Küche
Gesunde Konservierungsmethoden für Obst, Gemüse, Kräuter und Pilze. **(0923**-2) Von M. Bustorf-Hirsch, 120 S., 92 Farbabbildungen, kartoniert. ●●

Komm, koch und back mit mir
Kunterbuntes Kochvergnügen für Kinder.
(4285-X) Von S. und H. Theilig, illustriert von B. v. Hayek, 112 S., 45 Farbabbildungen, Pappband. ●●●●

Lieblingsgerichte für Kinder
Kerngesund und kunterbunt
(4497-6) Von G. Righi-Spanfellner, 112 Seiten, 27 Farbzeichnungen, Pappband. ●●●

Lirum, larum, Löffelstiel . . .
Kinder kochen mit Knuddel
(1094-X) Von U. Bültjer, 80 S., 27 zweifarbige Zeichnungen, kartoniert. ●

Backe, backe Kuchen . . .
Kinder backen mit Knuddel
(1301-X) Von U. Bültjer, 64 S., 34 Farbfotos, 60 Farbzeichn., kartoniert. ●

Mit Lust und Liebe
Garnieren und Verzieren
Dekoratives zu vielen Anlässen
(4496-8) Von M. Müller, E. Pratsch, H. Krieg, 160 Seiten, ca. 100 Farbfotos, Pappband. ●●●

Mit Lust und Liebe **Kalte Platten & Buffets**
Anrichten und Garnieren
(4427-5) Von P. Grotz, 176 S., 228 Farbfotos, Pappband. ●●●●

9

Köstliches ganz leicht gezaubert
Raffinierte Rezepte rund um den Stabmixer
(**1453**-8) Von U. Kochendörfer, 96 Seiten, 84 Farbfotos, kartoniert. ●●

Garnieren und Verzieren
(**4236**-1) Von R. Biller, 160 S., 329 Farbfotos, 57 Zeichnungen, Pappband. ●●●●

Köstlichkeiten für Gäste und Feste
Kalte Platten
(**4200**-0) Von I. Pfliegner, 160 S., 130 Farbfotos, Pappband. ●●●●

Sandwich, Toasts & Co.
(**1331**-0) Von F. Faist, 64 Seiten, 62 Farbfotos, kartoniert. ●

Quiches, Tartes
und andere pikante Kuchen
(**1407**-4) Hrsg. I. Teitge, 64 S., 70 Farbf., kart. ●

freundin
Snacks
(**4521**-2) Von V. Müller, 80 S., 87 Farbfotos, Pappband. ●●●

Kochen und backen mit Käse
(**1451**-1) Hrsg.: F. Stein, 64 S., ca. 50 Farbfotos, kartoniert. ●

Raffiniert kombiniert, schön dekoriert
Käseplatten
(**1192**-X) Von S. Carlsson, 64 S., 57 Farbfotos, Pappband. ●●

FALKEN
Festival der schön gedeckten Tische
(**4738**-X) Von A. F. Endress, 204 S., 116 Farbfotos, 83 Farbzeichnungen, Pappbd. ●●●●

Der perfekt gedeckte Tisch
(**1028**-1) Von H. Tapper, 80 S., 161 Farbfotos, 13 Zeichnungen, kartoniert. ●●

Der schön gedeckte Tisch
Vom einfachen Gedeck bis zur Festtafel stimmungsvoll und perfekt arrangiert.
(**4246**-1) Von H. Tapper, 112 S., 206 Farbfotos, 21 s/w-Abbildungen, Pappband. ●●●

Servietten falten
80 Ideen für schön gedeckte Tische
(**1042**-7) Von M. Müller, O. Mikolasek, 80 S., 289 Farbfotos, 50 Zeichnungen, kart. ●●●

Phantasievolle Tischdekorationen selber machen
(**0984**-4) Von Y. Thalheim, H. Nadolny, 80 S., 174 Farbfotos, 21 Zeichnungen, kart. ●●

Servietten dekorativ falten
Geschmackvolle Anregungen aus Stoff und Papier. (**0804**-X) Von H. Tapper, 32 Seiten, 134 Farbfotos, Pappband. ●

Weine und Säfte, Liköre und Sekt
selbstgemacht.
(**0702**-7) Von P. Arauner, 232 S., 76 Abb., kartoniert. ●●●

Was Weinfreunde wissen wollen
Fragen und Antworten rund um den Wein
(**1224**-1) Von Prof. Dr. K. Röder, H.-G. Dörr, ca. 224 Seiten, kartoniert. ●●

FALKEN Mixbuch
(**4733**-9) Hrsg. P. Bohrmann, 560 Seiten, 227 Farbfotos, Pappband. ●●●●

Vitamindrinks
(**1408**-2) Von H. Reith, W. Hubert, 64 Seiten, 68 Farbfotos, kartoniert. ●

Köstlich, cremig, sahnig, frisch
Mixen mit Milch
(**1151**-2) Von S. Carlsson, 64 S., 45 Farbfotos, Pappband. ●

Milchmixgetränke
(**1450**-3) Von S. Carlsson, 64 S., ca. 50 Farbfotos, kartoniert. ●

Cocktails und Drinks
(**1292**-6) Hrsg. S. Kieslich, 64 S., 70 Farbfotos, kartoniert. ●

Bowlen und Punsche
(**1447**-3) Hrsg.: F. Brandl, 64 S., ca. 50 Farbfotos, kartoniert. ●

Fruchtig, spritzig, eisgekühlt
Mixen ohne Alkohol
(**0935**-6) Von S. Späth, 64 S., 44 Farbfotos, Pappband. ●●

Longdrinks
(**1345**-0) Hrsg. E. Meyer zu Stieghorst, 64 S., 79 Farbfotos, kartoniert. ●

Light Drinks
Mixen mit und ohne Alkohol
(**1222**-5) Von S. Edelberg, Heike Reith, 64 S., 48 Farbfotos, Pappband. ●●

Cocktails
(**4267**-1) Von W. R. Hoffmann, W. Hubert, U. Lottring, 160 S., 164 Farbfotos, 1 s/w-Foto, Pappband. ●●●●

Cocktails und Mixereien
für häusliche Feste und Feiern. (**0075**-8) Von J. Walker, 96 S., 4 Farbtafeln, kartoniert. ●

Das Fitmacher-Kochbuch
(**4698**-7) Von Prof. Dr. troph. M. Hamm, 112 S., ca. 100 Farbfotos, gebunden. ●●●

Schlank und gesund nach Dr. Hay
Schnelle Trennkostküche
(**4746**-0) Von H. Harper, 80 S., ca. 80 Farbfotos, kartoniert. ●●

Schlank werden nach Dr. Hay **Trennkost**
Die bewährten Vollwert-Rezepte von Ursula Summ. (**4298**-1) Von U. Summ, 96 Seiten, 54 Farbfotos, 1 Zeichnung, kartoniert. ●●

Das große Buch der Trennkost
Neue Rezepte von Ursula Summ
(**4498**-4) Von U. Summ, 144 S., ca. 100 Farbfotos, Pappband. ●●

Gesund leben nach Dr. Hay
Cholesterinarme Trennkost
Neue Vollwert-Rezepte von Ursula Summ
(**4475**-5) Von U. Summ, 96 S., 52 Farbfotos, kartoniert. ●

Die neue Trennkost
(**4685**-5) Von U. Summ, 96 S., 71 Farbfotos, kartoniert. ●●●

Das kleine 1 x 1 der Trennkost
(**1428**-7) Von S. Carlsson, 64 S., ca. 50 Farbfotos, kartoniert. ●

Schlank nach Maß
mit der Diät-Computerwaage
(**1064**-8) Von K. Alisch, 104 S., 8 Farbtafeln, kartoniert. ●

Gesundes Essen für Berufstätige
Die 4-Wochen-Vollwertkur (**1065**-6) Von M. Weber, ca. 80 S., 8 Farbtafeln, kart. ●

Garten

FALKEN Gartenjahr
(**4730**-4) Von K. Greiner, A. Weber, P. Michaeli-Achmühle, 320 Seiten, 380 Farbabbildungen, Pappband. ●●●●

Garten heute
Der moderne Ratgeber · Über 1000 Farbbilder. (**4283**-3) Von H. Jantra, 384 S., über 1000 Farbabbildungen, Pappband. ●●●●

Helmut Jantras Gartenbuch
Obst · Gemüse · Blumen
(**4522**-0) Von H. Jantra, 200 S., 395 Farbfotos, 123 Farbzeichnungen, 25 Tabellen, Pappband. ●●

1000 ganz bewährte Garten-Tips
(**4453**-4) Von H. Jantra, 320 S., 288 zweifbg. und 42 s/w-Zeichn., Pappband. ●●●

Obst, Gemüse, Blumen, Gras
Gärtnern macht den Kindern Spaß
(**4517**-4) Von U. Krüger, 96 S., 85 Farbfotos, 180 Farbzeichnungen, Pappband. ●●

Rosen
(**4692**-8) Von H. Steinhauer, ca. 144 S., zahlr. Farbabbildungen Pappband. ●●●●●

Rosen
Auswahl · Pflege · Gestaltung
(**1183**-0) Von H. Jantra, 120 S., 200 Farbfotos, 20 Farbzeichnungen, 8 Bepflanzungspläne, kartoniert. ●●

Bunte Pracht der Stauden
Auswahl · Pflege · Gestaltung
(**1376**-0) Von H. Jantra, 112 S., 167 Farbabbildungen, kartoniert. ●●●

Erfolgstips für den Obstgarten
Gesunde Früchte durch richtige Sortenwahl und Pflege
(**0827**-9) Von F. Mühl, 184 S., 16 Farbtafeln, 33 Zeichnungen, kartoniert. ●●

Erfolgstips für den Gemüsegarten
Mit naturgemäßem Anbau zu höherem Ertrag. (**0674**-8) Von F. Mühl, 80 Seiten, 30 s/w-Fotos, 4 Zeichnungen, kartoniert. ●●

Obstgehölze sachgemäß schneiden
(**1127**-X) Von P. G. Wilhelm, 136 Seiten, 8 s/w-Abb., 367 Zeichnungen, kart.●●

Kompost im Hausgarten
herstellen und anwenden
(**1258**-6) Von H. Abels, J. Jöstingmeier, ca. 30 zweifarbige Zeichnungen, kartoniert. ●

Der naturgemäße Zier- und Wohngarten
Anlegen · Gestalten · Pflegen
(**0748**-5) Von I. Gabriel, 128 S., 72 Farbfotos, 46 Farbzeichnungen, kartoniert. ●●

Natürlich gärtnern unter Glas und Folie
Anbauen und ernten rund ums Jahr
(**0722**-1) Von I. Gabriel, 128 S., 62 Farbfotos, 45 Farbzeichnungen, kartoniert. ●●

Nützliche Tiere im Garten
(**1472**-4) Von I. Polaschek, ca. 112 Seiten, ca. 120 Farbf., ca. 10 Farbzeichn., kartoniert. ●●

Schneckenbekämpfung
giftfrei und naturgemäß
(**1378**-7) Von B. Meyer, Y. Thalheim, 64 S., 25 s/w-Zeichnungen, 8 Farbtafeln, kart. ●●

Dekorative Kübelpflanzen
Auswahl und Pflege
(**1074**-5) Von H. Jantra, 112 S., 180 Farbfotos, 35 Farbzeichnungen, kartoniert. ●●

Blütenpracht auf Balkon und Terrasse
(**0928**-3) Von M. Haberer, 88 S., 139 Farbfotos, kartoniert. ●●

Moderne Gartengestaltung
(**1255**-1) Von K. G. Greiner, A. Weber, 128 S., mit Rasterbogen und Planelementen zum Ausschneiden, ca. 120 Farbfotos, ca. 20 vierfarbige Pläne, kartoniert. ●●●

Gestaltungsideen für
Schöne Gärten
(**4482**-8) Von H. Jantra, 168 S., 309 Farbfotos, 3 s/w-Fotos, Pappband. ●●●●●

Der pflegeleichte Hausgarten
(**1170**-9) Von H. Jantra, 112 S., vierfarbige Abbildungen, kartoniert. ●●

Schöne Kräutergärten
(**1256**-X) Von H. Jantra, 112 S., vierfarbige Abbildungen, kartoniert. ●●

Kleingärten
Planen · Anlegen · Pflegen
(**1015**-X) Von H. Jantra, 88 S., 123 Farbfotos, 1 s/w-Foto, 14 Farbzeichnungen, , kart. ●●

Reihenhausgärten
Planen · Anlegen · Pflegen
(**1016**-8) Von H. Jantra, 104 S., 134 Farbfotos, 45 Farbzeichnungen, kartoniert. ●●

Kletterpflanzen
Mit Sonderteil Dachbegrünung
(**4546**-0) Von U. Mehl, K. Werk, 128 S., ca. 150 Farbfotos, farbige und s/w-Zeichnungen, Pappband. ●●●●

Steingärten Wirkungsvoll gestalten und sachgerecht pflegen
(**4452**-0) Von A. Throll-Keller, 128 Seiten, 203 Farbfotos, 56 Farbzeichnungen, Pappband. ●●●●

Gartenteiche, Tümpel und Weiher
naturnah anlegen und pflegen
(1073-7) Von F. Liedl, H. Goos, 80 Seiten,
87 Farbfotos, 39 Farbzeichnungen, kart. ●●

Wasser im Garten
Von der Vogeltränke zum Naturteich ·
Natürliche Lebensräume selbst gestalten.
(4230-2) Von H. Hendel, P. Keßeler, 240 S.,
315 Farbab., 11 s/w-Fotos, Pappband. ●●●●●

Pflanzen und Tiere für den Gartenteich
(1171-7) Von W. Costa, 128 S., 169 Farbfotos,
40 Farbzeichnungen, 8 Bepflanzungspläne,
kartoniert. ●●

Gestaltungsideen für den Wohngarten
Sitzplätze, Terrassen, Höfe und andere grüne
Räume
(4751-7) Von H. Jantra, ca. 120 Seiten,
ca. 100 Farbfotos und -zeichnungen,
gebunden. ●●●●

Wintergärten
Das Erlebnis, mit der Natur zu wohnen.
Planen, Bauen und Gestalten.
(4256-6) Von LOG ID, 136 S., 130 Farbfotos,
107 Zeichnungen, Pappband. ●●●●●

Rund ums Jahr erfolgreich gärtnern
Gewächshäuser
planen · bauen · einrichten · nutzen
(4408-9) Von Dr. G. Schoser, J. Wolff, 232 S.,
368 Farbab., 5 s/w-Fotos, Pappbd. ●●●●●

Das moderne Handbuch **Zimmerpflanzen**
(4416-X) Von A. Jantra, 304 S., 766 Farbfotos,
64 Farb- und 19 s/w-Zeichnungen,
Pappband. ●●●●

365 Erfolgstips für schöne Zimmerpflanzen
(0893-7) Von H. Jantra, 144 S., 215 Farbfotos,
kartoniert. ●

Dekorative Blattpflanzen
Auswahl und Pflege
(1128-8) Von H. Jantra, 128 S., 198 Farbfotos,
20 Farbzeichnungen, kartoniert. ●●

Arbeitskalender für Zimmergärtner
(1473-2) Von H. Jantra, 112 Seiten, ca. 120
Farbfotos, kartoniert. ●●

Prof. Stelzers grüne Sprechstunde
Gesunde Zimmerpflanzen
Krankheiten erkennen und behandeln.
Mit neuem Diagnosesystem.
(4274-4) Von Prof. Dr. G. Stelzer, 192 Seiten,
410 Farbfotos, 10 s/w-Zeichnungen,
Pappband. ●●●●

Hydrokultur
Pflanzen ohne Erde – mühelos gepflegt.
(0944-5) Von H.-A. Rotter, 144 S., 167 Farbfotos, 13 Farbzeichnungen, kartoniert. ●●

Gesunde Pflanzen in
Hydrokultur
(1257-8) Von H.-A. Rotter, 80 Seiten,
ca. 60 s/w-Zeichnungen, 8 Farbtafeln,
kartoniert. ●

Bonsai Japanische Miniaturbäume und
Miniaturlandschaften. Anzucht, Gestaltung
und Pflege.
(4091-1) Von B. Lesniewicz, 160 S., 106 Farbfotos, 46 s/w-Fotos, 115 Zeichnungen,
gebunden. ●●●●●

Kakteen
Auswahl · Pflege · Vermehrung
(1429-5) Von G. Andersohn, ca. 120 S., zahlr.
Farbabbildungen, kartoniert. ●●●

Tiere

Grzimek Juniors **BUNTE TIERWELT**
(4295-7) Von Chr. Grzimek, 208 S., 308 Farbfotos, Pappband. ●●●●

Hunde
Rassen · Ausbildung · Pflege · Zucht
(4118-7) Von H. Bielfeld, 192 S., 222 Farbund 73 s/w-Abb., Pappband. ●●●●

Das neue Hundebuch
Rassen · Aufzucht · Pflege (0009-X) Von W.
Busack, überarbeitet von Dr. med. vet. A. H.
Hacker und H. Bielfeld, 112 S., 8 Farbtafeln,
27 s/w-Fotos, 6 Zeichnungen, kartoniert. ●

Alles über Dackel, Teckel und Dachshunde
(1079-6) Von M. Wein-Gysae, 80 Seiten,
46 Farbfotos, 2 zweifarbige Zeichnungen,
kartoniert. ●●

Hundeausbildung
Verhalten · Gehorsam · Ausbildung
(0346-3) Von R. Menzel, 88 S., 26 Fotos,
kartoniert. ●

Grundausbildung für Gebrauchshunde
Schäferhund, Boxer, Rottweiler, Dobermann,
Riesenschnauzer, Airedaleterrier, Hovawart
und Bouvier.
(0801-5) Von M. Schmidt und W. Koch. 104 S.,
8 Farbtafeln, 51 s/w-Fotos, 5 s/w-Zeichnungen, kartoniert. ●●

Der Hund in der Familie
(1014-1) Von J. Werner, 128 S., 106 Farbfotos,
kartoniert. ●●

Der Deutsche Schäferhund
(1091-5) Von U. Förster, 112 S., 47 Farbzeichnungen, 2 s/w-Fotos, kartoniert. ●●

Der Deutsche Schäferhund
Aufzucht · Pflege und Ausbildung
(0073-1) Von A. Hacker, 104 S., 56 Abb., kart. ●

Alles über junge Hunde
(0863-5) Von Dr. med. vet. E. M. Bartenschlager, 64 S., 49 Farbfotos, 6 Zeichnungen,
kartoniert. ●●

Richtige Hundeernährung
(0811-2) Von Dr. med. vet. E. M. Bartenschlager, 80 S., 51 Farbf., 4 Farbzeichn. kart. ●●

Hundekrankheiten
(1077-X) Von Dr. med. vet. R. Spangenberg,
96 S., 44 Farb- und 1 s/w-Foto, 22 Farbzeichnungen, kartoniert. ●●

Von Ajax bis Zamperl
Die beliebtesten Hunde-Namen
(1174-1) Von H.-J. Schließke, 96 Seiten, kart.
●

Die Katze in der Familie
(1076-1) Von U. Birr, 136 S., 112 Farbf., kart. ●●

Katzen
Rassen · Verhalten · Pflege · Zucht
(4158-6) Von B. Gerber, 176 S., 294 Farb- und
88 s/w-Fotos, Pappband. ●●●●

Das neue Katzenbuch
Rassen · Aufzucht · Pflege.
(0427-3) Von B. Eilert-Overbeck, 120 Seiten,
14 Farbfotos, 26 s/w-Fotos, kartoniert. ●●

Katzenkrankheiten
erkennen und behandeln
(1078-8) Von Dr. med. vet. R. Spangenberg,
104 S., 40 Farbfotos und 11 Farbzeichnungen,
kartoniert. ●●

Junge Katzen
(0862-7) Von Dr. med. vet. E. M. Bartenschlager, 72 S., 40 Farbfotos, 4 Farbzeichnungen,
kartoniert. ●●

Pferde
(4186-1) Von H. Werner, 176 S., 196 Farbund 50 s/w-Fotos, 100 Zeichnungen, Pappband. ●●●●

Reiten auf Gangpferden
Isländer, Pasos, Saddlehorses und andere
Freizeitpferde
(4716-9) Von Dr. med. vet. H. Jung, ca. 112 S.,
zahlreiche Abbildungen, kartoniert. ●●●

Reiten im Bild
(0415-X) Von H. Werner, 128 S., 142 Farbfoyos, 107 Farbzeichnungen, kartoniert. ●●

Der Hobby-Imker
(0978-X) Von Dr. R. F. A. Moritz, 144 S.,
106 zweifarbige Zeichnungen, kart. ●●

Geflügelhaltung als Hobby
(0749-3) Von M. Baumeister, H. Meyer,
184 S., 8 Farbtafeln, 47 s/w-Fotos, 15 zweifarbige Zeichnungen, kartoniert. ●●●

Sittiche und kleine Papageien
(0864-3) Von H. Bielfeld, 88 S., 84 Farbfotos, 9 Zeichnungen, Dr. med. vet. E. M. Bartenschlager, 88 S., 84 Farbfotos, 9 Zeichnungen,
kartoniert. ●●

Alles über Großsittiche
(1320-5) Von H. Bielfeld, 88 S., 88 Farbfotos,
3 Farbzeichnungen, kartoniert. ●●

Alles über Wellensittiche
(1129-6) Von H. Bielfeld, 64 S., 53 Farbfotos,
3 Zeichnungen, kartoniert. ●●

Alles über Kanarienvögel
(0901-1) Von H. Schnoor, 64 S., 58 Farbfotos
und Zeichnungen, kartoniert. ●●

Nymphensittiche
Auswahl · Haltung · Pflege
(1474-0) Von F. Moll, ca. 64 Seiten, durchgehend vierfarbig, kartoniert. ●●

Beos
Haltung · Pflege · Zucht
(1475-9) Von M. Wagner, ca. 64 Seiten, durchgehend vierfarbig, kartoniert. ●●

Elternlose Jungvögel
Erste Hilfe · Aufzucht · Auswilderung
(1319-1) Von I. Polaschek, 80 S., 80 Farbfotos, 5 Farbzeichnungen, kartoniert. ●●

Diskusfische
Arten · Haltung · Pflege
(1432-5) Von H. Hirsch, 64 Seiten, 43 Farbfotos, kartoniert. ●●

Die Tiersprechstunde
Gesunde Fische im Süßwasseraquarium
(1013-3) Von H. J. Mayland, 96 S., 73 Farbfotos, 10 Zeichnungen, kartoniert. ●●

Alles über Zwerg- und Goldhamster
(1012-5) Von M. Mettler, 96 S., 96 Farbfotos,
kartoniert. ●●

Alles über Chinchillas und Degus
(1130-X) Von M. Mettler, 96 S., 80 Farbfotos,
3 Zeichnungen, kartoniert. ●●

Alles über Meerschweinchen
(0809-0) Von Dr. med. vet. E. M. Bartenschlager, 72 S., 43 Farbfotos, 11 Farbzeichnungen,
kartoniert. ●●

Alles über Zwergkaninchen
(1075-3) Von M. Mettler,. 64 S., 52 Farbfotos,
kartoniert. ●●

Alles über Rennmäuse
(1318-3) Von M. Mettler, 80 S., 74 Vignetten,
kartoniert. ●●

Sport und Fitneß

Neue Lehrmethoden der Judo-Praxis
(0424-9) Von P. Herrmann, 223 S., 475 Abb.,
kartoniert. ●●

Judo perfekt 1
(1249-7) Von K. Fuchs, 128 S., kartoniert. ●●

Judo perfekt 2
Wettkampftechniken im Stand
(1461-9) Von K. Fuchs, ca. 144 Seiten,
kartoniert. ●●

Fußwürfe
für Judo, Karate und Selbstverteidigung.
(0439-7) Von H. Nishioka, übers. von H. J.
Heese, 96 S., 260 Abb., kartoniert. ●●

Karate 1
zur Selbstverteidigung
(1312-4) Von M. Nakayama, 96 Seiten,
315 s/w-Fotos, 5 Zeichn., kartoniert. ●●

Karate 2
zur Selbstverteidigung
(1362-0) Von M. Nakayama, 96 Seiten, 245
s/w-Fotos, kartoniert. ●●

Nakayamas Karate perfekt 1
Einführung.
(0487-7) Von M. Nakayama, 136 Seiten,
605 s/w-Fotos, kartoniert. ●●

Nakayamas Karate perfekt 2
Grundtechniken.
(0512-1) Von M. Nakayama, 136 Seiten,
354 s/w-Fotos, 53 Zeichnungen, kart. ●●

Nakayamas Karate perfekt 3
Kumite 1: Kampfübungen.
(0538-5) Von M. Nakayama, 128 Seiten,
424 s/w-Fotos, kartoniert. ●●

Nakayamas Karate perfekt 4
Kumite 2: Kampfübungen.
(0547-4) Von M. Nakayama, 128 Seiten,
394 s/w-Fotos, kartoniert. ●●

Nakayamas Karate perfekt 5
Kata 1: Heian, Tekki.
(0571-7) Von M. Nakayama, 144 Seiten,
1229 s/w-Fotos, kartoniert. ●●

Nakayamas Karate perfekt 6
Kata 2: Bassai-Dai, Kanku-Dai.
(0600-4) Von M. Nakayama, 144 Seiten,
1300 s/w-Fotos, 107 Zeichnungen, kart. ●●

Nakayamas Karate perfekt 7
Kata 3: Jitte, Hangetsu, Empi.
(0618-7) Von M. Nakayama, 144 Seiten,
1988 s/w-Fotos, 105 Zeichnungen, kart. ●●

Nakayamas Karate perfekt 8
Gankaku, Jion.
(0650-0) Von M. Nakayama, 144 Seiten,
1174 s/w-Fotos, 99 Zeichnungen, kart. ●●

Karate
(2308-1) Von A. Pflüger, 96 S., 134 Farbfotos,
4 s/w-Zeichnungen, kartoniert. ●●

Bo-Karate
Hanbo-Jitsu – die Techniken des Stock-
kampfes.
(0447-8) Von G. Stiebler, 176 S., 424 s/w-
Fotos, 38 Zeichnungen, kartoniert. ●●

Karate 1
Einführung · Grundtechniken.
(0227-0) Von A. Pflüger, 144 S., 195 s/w-
Fotos, 120 Zeichnungen, kartoniert. ●

Karate 2
Kombinationstechniken · Katas.
(0239-4) Von A. Pflüger, 176 S., 452 s/w-
Fotos und Zeichnungen, kartoniert. ●●

Karate Kata 1
Heian 1–5, Tekki 1, Bassai-Dai.
(0683-7) Von W.-D. Wichmann, 164 Seiten,
703 s/w-Fotos, kartoniert. ●●

Karate Kata 2
Jion, Empi, Kanku-Dai, Hangetsu.
(0723-X) Von W.-D. Wichmann, 140 Seiten,
661 s/w-Fotos, 4 Zeichnungen, kart. ●●

Karate Kata 3
Bassai Sho, Kanku Sho, Nijushiho, Sochin.
(1120-2) Von W.-D. Wichmann, 144 Seiten,
598 s/w-Fotos, 4 Grafiken, kart. ●●

Dragon – der Drache
Die Bruce-Lee-Story
(1415-5) Von L. Lee, 192 S., 257 s/w-Fotos,
kartoniert. ●●●

Bruce Lees Kampfstil 1
Grundtechniken
(0473-7) Von B. Lee, M. Uyehara, 109 Seiten,
220 Abbildungen, kartoniert. ●

Bruce Lees Kampfstil 2
Selbstverteidigungs-Techniken
(0486-9) Von B. Lee, M. Uyehara, 128 Seiten,
310 Abb., kartoniert. ●

Bruce Lees Kampfstil 3
Trainingslehre
(0503-2) Von B. Lee, M. Uyehara, 112 Seiten,
246 Abbildungen, kartoniert. ●

Bruce Lees Kampfstil 4
Kampftechniken
(0532-7) Von B. Lee, M. Uyehara, 104 Seiten,
211 Abbildungen, kartoniert. ●

Bruce Lee Kung-Fu
zur Selbstverteidigung
(1399-X) Von B. Lee, 104 Seiten, 120 s/w-
Abbildungen, kartoniert. ●●

Chuck Norris
Meine Karatetechnik
Erfolgreich in Angriff und Abwehr
(1460-0) Von C. Norris, 128 Seiten,
kartoniert. ●

Shaolin Kung-Fu 1
Grundlagen chinesischer Kampfkunst
(1363-9) Von C. D. Yao, R. Fassi, 124 Seiten,
207 s/w-Fotos, 30 s/w-Zeichn., kart. ●●●

Shaolin Kung-Fu 2
Kampftechniken für Angriff und Abwehr
(1416-3) Von C. D. Yao, R. Fassi, 144 Seiten,
581 s/w-Abb., kartoniert. ●●

Kung-Fu 1
Legende · Philosophie · Grundtechniken
(0891-0) Von Chr. Yim, 152 S., 401 s/w-Fotos,
2 s/w-Zeichnungen, kartoniert. ●●

Kung-Fu und Thai-Chi
Grundlagen und Bewegungsabläufe
(0367-6) Von B. Tegner, 182 Seiten, 370 s/w-
Fotos, kartoniert. ●●

Kung Fu
Theorie und Praxis klassischer und moderner
Stile
(0376-5) Von M. Pabst, 160 Seiten, 330 Abbildungen, kartoniert. ●●

Bruce Lees Jeet Kune Do
(0440-0) Von B. Lee, 192 S., mit 105 eigen-
händigen Zeichnungen von B. Lee,
kartoniert. ●●●

Shaolin-Kempo – Kung-Fu
Chinesisches Karate im Drachenstil.
(0395-1) Von R. Czerni, K. Konrad, 246 S.,
723 Abbildungen, kartoniert. ●●

Kickboxen
Fitneßtraining und Wettkampfsport.
(0795-7) Von G. Lemmens, 96 S., 208 s/w-
Fotos, 23 Zeichnungen, kartoniert. ●●

Ninja 1
Die Lehre der Schattenkämpfer.
(0758-2) Von S. K. Hayes, übers. von
J. Schmit, 144 Seiten, 137 s/w-Fotos,
kartoniert. ●●

Ninja 2
Die Wege zum Shoshin.
(0763-9) Von S. K. Hayes, übers. von
J. Schmit, 160 S., 309 s/w-Fotos, 2 Zeichnungen, kartoniert. ●●

Ninja 3
Der Pfad des Togakure-Kämpfers.
(0764-7) Von S. K. Hayes, übers. von
J. Schmit, 144 S., 197 s/w-Fotos, 2 Zeichnungen, kartoniert. ●●

Ninja 4
Das Vermächtnis der Schattenkämpfer.
(0807-4) Von S. K. Hayes, übers. von
J. Schmit, 196 Seiten, 466 s/w-Fotos,
kartoniert. ●●

Taekwondo perfekt 1
Die Formenschule bis zum Blaugurt.
(0890-2) Von K. Gil, Kim Chul-Hwan,
176 Seiten, 439 s/w-Fotos, 107 Zeichnungen,
kartoniert. ●●

Taekwondo perfekt 2
Die Formenschule vom Blau- bis zum
Schwarzgurt.
(0976-3) Von K. Gil, K. Chul-Hwan,
192 Seiten, 461 s/w-Fotos, 112 Zeichnungen,
kartoniert. ●●

Taekwondo perfekt 3
(1068-0) Von K. Gil, K. Chul-Hwan, 200 S.,
429 s/w-Fotos, kartoniert. ●●●

Taekwondo perfekt 4
(1250-0) Von K. Gil, 160 S., zahlr. s/w-Fotos
und Schrittdiagramme, 17 Übungstafeln zum
Herausnehmen, kart. ●●●

Ju-Jutsu 1
Grundtechniken · Moderne Selbstverteidigung.
(0276-9) Von W. Heim, F. J. Gresch, 164 S.,
450 s/w-Fotos, 8 Zeichn., kartoniert. ●●

Ju-Jutsu 2
für Fortgeschrittene und Meister.
(0378-1) Von W. Heim, F. J. Gresch, 160 S.,
798 s/w-Fotos, kartoniert. ●●

Ju-Jutsu 3
Spezial-, Gegen- und Weiterführungs-
Techniken · Stockkampfkunst.
(0485-0) Von W. Heim, F. J. Gresch, 200 S.,
über 600 s/w-Fotos, kartoniert. ●●

Aikido
Lehren und Techniken des harmonischen
Weges.
(0537-7) Von R. Brand, 280 Seiten,
697 Abbildungen, kartoniert. ●●

Hap Ki Do
Koreanische Selbstverteidigung nach dem
Lehrsystem des Großmeisters.
(0379-X) Von Kim Sou Bong, 112 Seiten,
152 Abbildungen, kartoniert. ●●

Dynamische Tritte
Grundlagen für den Zweikampf.
(0438-9) Von C. Lee, 96 S., 398 s/w-Fotos,
10 Zeichnungen, kartoniert. ●●

Super-Tritte
(1248-9) Von W. Wallace, 136 S., kart. ●●

Selbstverteidigung
Abwehrtechniken für Sie und Ihn.
(0853-8) Von E. Deser, 96 S., 259 s/w-Fotos,
kartoniert. ●●

Die Faszination athletischer Körper
Bodybuilding
mit Weltmeister Ralf Möller.
(4281-7) Von R. Möller, 128 Seiten, 169 Farbfotos, 14 s/w-Fotos, 1 Farbzeichnung,
Pappband. ●●●●

LadyfitneΒ
Das neue Körperbewußtsein der Frau
Bodyshaping · Körperpflege · Ernährung ·
Entspannung
(4433-X) Von Prof. Dr. S. Starischka, B. Grabis,
D. von Cramm, G. W. Kienitz, 128 S., 227 Farb-
fotos, Pappband. ●●●●

Bodybuilding für Frauen
Wege zu Ihrer Idealfigur
(0661-6) Von H. Schulz, 112 S., 84 s/w-Fotos,
4 Zeichnungen, kartoniert. ●●

Bodybuilding
Anleitung zum Muskel- und Konditions-
training für sie und ihn
(0604-7) Von R. Smolana, 160 S., 171 s/w-
Fotos, kartoniert. ●●

Bodybuilding
(2314-6) Von L. Spitz, 112 S., 203 Farbabbildungen, 10 Tabellen. ●●●●

Leistungsfähiger durch Krafttraining
Eine Anleitung für Fitness-Sportler, Trainer
und Athleten.
(0617-9) Von W. Kieser, 96 S., 20 s/w-Fotos,
62 Zeichnungen, kartoniert. ●

Krafttraining
Wirbelsäulengerechte Übungen an und mit
Geräten
(1309-4) Von A. Balk, 48 S., 8 Bildtafeln,
Spiralbindung. ●●●

Muskeltraining mit Hanteln
Leistungssteigerung für Sport und FitneΒ
(0676-4) Von H. Schulz, 104 S., 92 s/w-Fotos,
2 Zeichnungen, kartoniert. ●

Ausdauertraining
Einführung und Grundtechniken
(1396-5) Von G. Eyting, 32 S., 41 Farbfotos,
21 Farbzeichn., kartoniert. ●●●

Hanteltraining zu Hause
(0800-7) Von W. Kieser, 80 S., 71 s/w-Fotos, 4 Zeichnungen, kartoniert. ●

Optimale Ernährung
für Krafttraining und Bodybuilding.
(0912-7) Von B. Dahmen, 88 S., 8 Farbtafeln, 8 Zeichnungen, kartoniert. ●●

Aufwärmen
Übungen und Programme für Sport und Spiel
(1311-6) Von Dr. H. Wolff, 40 S., 8 Bildtafeln, Spiralbindung. ●●●

Fitneßtraining
Empfohlen vom Deutschen Sportbund
(1245-4) Von Marianne Schreiber, 32 Seiten, Spiralbindung mit Ausklapptafeln. ●●

Wirbelsäulengymnastik
Empfohlen vom Deutschen Sportbund
(1246-2) Von L. Keller, 40 Seiten, Spiralbindung mit Ausklapptafeln. ●●●

Aerobics
Low Impact, High-Impact, Step-Aerobic
(1421-X) Von M. Freytag-Baumgartner, 44 S., 3 Farbtafeln, 84 Farbfotos, 16 s/w-Fotos, Spiralbindung, kartoniert. ●●●

Stretching
Empfohlen vom Deutschen Sportbund
(1247-0) Von A. Balk, 40 Seiten, Spiralbindung mit Ausklapptafeln. ●●

Isometrisches Training
Übungen für Muskelkraft und Entspannung.
(0529-6) Von L. M. Kirsch, 104 S., 150 s/w-Fotos, kartoniert. ●●

Stretching
Mit Dehnungsgymnastik zu Entspannung, Geschmeidigkeit und Wohlbefinden.
(0717-5) Von H. Schulz, 80 S., 90 s/w-Fotos, kartoniert. ●

Stretching
(2304-9) Von B. Kurz, 96 S., 255 Farbfotos, kartoniert. ●●

Gesund und fit durch Gymnastik
(0366-8) Von H. Pilss-Samek, 88 Seiten, 130 Abbildungen, kartoniert. ●●

Funktionelles Körpertraining
Grundlagen und Bewegungsprogramme
(1367-1) Von A. Balk, 40 S., 100 Farbfotos, kartoniert. ●●●

Spielerisch zur Kondition
Über 100 Trainingsspiele zur Verbesserung von Ausdauer, Schnelligkeit, Kraft und Beweglichkeit
(1214-4) Von U. Stumpp, 120 S., 30 Grafiken, kartoniert. ●●●

AOK-Videothek
Top-Form Gymnastik
Ein Bewegungsprogramm für pfundige Leute
(6144-7) VHS, ca. 30 Minuten, in Farbe. ●●●●*

Fit und frisch
Gymnastik für die ganze Familie
(6501-9) Von G. Siegler, 104 S., 306 Farbfotos, 5 Farbzeichnungen, kart., mit Audiokassette, Laufzeit 30 Min. ●●●

Sportjahr 93
Rekorde · Siege · Schicksale · Ergebnisse
Mit Sonderteil Leichtathletik-WM
(4690-1) 176 Seiten, 373 Farbfotos, Pappband. ●●●

Freeclimbing
Technik und Training
(1251-9) Von T. Strobl, 144 Seiten, durchgehend vierfarbig, kartoniert. ●●●

Fechten
Florett · Degen · Säbel.
(0449-4) Von E. Beck, 88 Seiten, 185 Fotos, 10 Zeichnungen, kartoniert. ●●

SportRegeln Volleyball
(1368-X) 88 S., 5 Farbtafeln, 19 s/w-Fotos, kartoniert. ●●

Fußball
(2309-X) Von H. Obermann, P. Walz, 112 Seiten, 47 Farbfotos, 18 Farb- und 25 s/w-Zeichnungen, kartoniert. ●●

Sepp Maier
Super-Torwart-Training
(4451-8) Von S. Maier, 168 S., 30 Farb- und 34 s/w-Fotos, 236 zweifarbige Zeichnungen, Pappband. ●●●●

Fußballtraining für Kinder und Jugendliche
Spiel- und Übungsformen zu Technik und Taktik
(1463-5) Von S. Asmus u. a., ca. 128 Seiten, durchgehend vierfarbig, kartoniert. ●●

SportRegeln
American Football
(1165-2) 136 S., 18 s/w-Fotos, kartoniert. ●

Streetball
Technik · Taktik · Spiel
(1465-1) Von J. Bezler und T. Paganetti, ca. 80 Seiten, durchgehend vierfarbig, kartoniert. ●●

Handball
Technik · Taktik · Regeln.
(0426-5) Von F. und P. Hattig, 128 Seiten, 91 s/w-Fotos, 121 Zeichnungen, kart. ●●

Handball
Grundlagen für Training und Spiel
(2321-9) Von H.-P. Oppermann, 120 Seiten, 39 Farbtafeln, 12 s/w-Fotos, 108 Farbzeichnungen, kartoniert. ●●

SportRegeln Handball
Die offiziellen Regeln
Wissenswertes von A bis Z
(1099-6) 88 Seiten, 32 s/w-Fotos, 14 Zeichnungen, kartoniert. ●

SportRegeln Rugby
Die offiziellen Regeln
Wissenswertes von A bis Z
(1216-0) 96 Seiten, zahlreiche zweifarbige Abbildungen, kartoniert. ●

Tennis
Technik · Taktik · Regeln.
(0375-7) Von W. u. S. Taferner, 112 Seiten, 81 Abbildungen., kartoniert. ●

SportRegeln Tennis
Die offiziellen Regeln
Wissenswertes von A bis Z
(1097-4) 88 S., 24 s/w-Fotos, 6 Zeichnungen, kartoniert. ●

Tischtennis-Technik
Der individuelle Weg zum erfolgreichen Spiel.
(0775-2) Von M. Perger, 144 Seiten, 296 Abbildungen, kartoniert. ●●

SportRegeln Tischtennis
Die offiziellen Regeln
Wissenswertes von A bis Z (1252-7) 96 S., zahlreiche zweifarbige Abb., kart. ●

Badminton
Technik · Taktik · Training.
(0699-3) Von K. Fuchs, L. Sologub, 168 S., 51 Abbildungen, kartoniert. ●●

SportRegeln
Badminton
(1101-5) 84 S., kartoniert.●

Squash
(2311-1) Von P. Langhammer, R. Michna, 96 S., 86 Farbfotos, 13 Farbzeichn., kartoniert. ●●

Squash
Ausrüstung · Technik · Regeln
(0539-3) Von D. von Horn, H.-D. Stünitz, 96 S., 55 s/w-Fotos, 25 Zeichnungen, kart. ●

SportRegeln Squash
Wissenswertes von A bis Z
(1100-8) 64 S., 11 s/w-Fotos, 23 Zeichnungen, kartoniert. ●

Darts
Technik · Taktik · Spiel
(1466-X) Von R.W. Sohlbach, ca. 112 S., kart. ●●

Golf
Neue Wege zum erfolgreichen Spiel
(4509-3) Von O. Heuler, ca. 144 S., zahlr. Farbabbildungen, Pappband. ●●●●●

SportRegeln Golf
(1315-9) 96 S., 19 s/w-Fotos, kartoniert. ●

Golf
Ausrüstung und Technik.
(0343-9) Von J. C. Jessop, 96 S., 57 Abb., Anhang Golfregeln des DGV, kart. ●

Eishockey
Lauf- und Stocktechnik, Körperspiel, Taktik, Ausrüstung und Regeln.
(0414-1) Von J. Čapla, 264 S., 548 s/w-Fotos, 163 Zeichnungen, kartoniert. ●●●

SportRegeln
Eishockey
(1098-2) 116 Seiten, kartoniert.●

Billard
Grundstöße · Viertelbillard und Freie Partie
(1313-2) Von Dr. H. Stingel, 112 Seiten, 196 Zeichnungen, kartoniert. ●●

Grundlagen für Training und Spiel
Pool-Billard
(2318-9) Von B. Pejcic, R. Meyer, 96 S., durchgehend vierfarbig, kartoniert. ●●

Pool-Billard
(0484-2) Herausgegeben vom Deutschen Pool-Billard-Bund. Von M.Bach, K.-W. Kühn, 104 S., 64 Abbildungen, kartoniert. ●

FALKEN Video
Reiten
Von der ersten Stunde bis zum Ausritt
(6097-1) VHS, ca. 60 Min., in Farbe, mit Begleitheft.●●●●*

Reiten
(2322-7) Von T. Eckholt, 128 S., durchgehend vierfarbig, kartoniert. ●●

Tanzstunde
Das Welttanzprogramm leicht gelernt
(4409-2) Von G. Hädrich, 144 S., 489 s/w-Fotos, 63 Zeichnungen, Pappband. ●●●

Wir lernen Tanzen
(0200-9) Von E. Fern, 152 S., 119 s/w-Fotos, 47 Zeichnungen, kartoniert. ●●

Anmutig und fit durch
Bauchtanz
(0911-9) Von Marta, 120 S., 229 Farbfotos, 6 s/w-Zeichnungen, kartoniert. ●●●

Segeln
(1364-X) Von H. Mönster u.a., ca. 128 Seiten, durchgehend vierfarbig, zahlr. Abbildungen, kartoniert. ●●●

Sporttauchen
Theorie und Praxis des Gerätetauchens
(0647-0) Von S. Müßig, 144 S., 8 Farbtafeln, 35 s/w-Fotos, 89 Zeichnungen, kart. ●●

Fit mit Sporttauchen
(2320-0) Von Dr. F. Naglschmid, 112 Seiten, 71 Farbfotos, 21 Zeichnungen, kart. ●●

Angelfischerei von Aal bis Zander
Fische · Geräte · Technik.
(0324-2) Von H. Oppel, 72 Seiten, 16 Farbtafeln, 49 s/w-Abb., kartoniert. ●●

Angeln
Kleine Fibel für den Sportfischer.
(0198-3) Von E. Bondick, 80 Seiten, 4 Farbtafeln, 116 Abbildungen, kartoniert. ●●

Snowboarding
Ausrüstung · Fahrtechnik · Wettkämpfe
Videokassette (6139-0) VHS, ca. 45 Min., in Farbe. ●●●●*

Fibel für Kegelfreunde
Sport- und Freizeitkegeln · Bowling
(0191-6) Von G. Bocsai, 72 Seiten, 62 Abb., kartoniert ●

111spannende Kegelspiele
(2031-7) Von H. Regulski, 80 S., 53 Zeichnungen, kartoniert. ●

Mensch und Gesundheit

Der moderne Ratgeber
Wir werden Eltern
Schwangerschaft · Geburt · Erziehung des
Kleinkindes.
(**4269**-8) Von B. Nees-Delaval, 376 Seiten,
335 2-farbige Abb., Pappband. ●●●●

Ich freue mich auf mein Baby
Ratgeber und Tagebuch für die Schwangerschaft
(**4711**-8) Von E. Portz-Schmitt, 184 S., 18 Farbfotos, 72 Farbzeichn., Pappband. ●●●●

Ich bekomme ein Baby
Wegweiser für Schwangerschaft und Geburt
(**1254**-3) Von B. Nees-Delaval, 144 Seiten,
durchgehend zweifarbig, kartoniert. ●●

Wenn der Mensch zum Vater wird
Ein heiter-besinnlicher Ratgeber
(**4259**-0) Von D. Zimmer, 160 S., 20 Zeichnungen, Pappband. ●●●

AOK Bibliothek
**Schwangerschaftsgymnastik und
Geburtsvorbereitung**
(**1423**-6) Von L. Keller, 112 S., 137 Farbfotos,
12 Farbzeichnungen, kartoniert. ●●●

Vorbereitung auf die Geburt und
Schwangerschaftsgymnastik
Atmung, Rückbildungsgymnastik,
(**0251**-3) Von S. Buchholz, 112 Seiten,
98 s/w-Fotos, kartoniert. ●

AOK-Bibliothek
Rückbildungsgymnastik
Informationen, Tips und Übungen
(**1470**-8) Von L. Keller, ca. 128 Seiten, zahlreiche Farbfotos und Farbillustrationen,
kartoniert. ●●●*

AOK-Videothek
FALKEN Video
Rückbildungsgymnastik
Informationen, Tips und Übungen
(**6176**-5) Laufzeit ca. 30 Minuten. ●●●●*

Die Kunst des Stillens
nach neuesten Erkenntnissen
(**0701**-9) Von Dr. med. E. Schmidt,
S. Brunn, 112 S., 20 Fotos und Zeichnungen,
kartoniert. ●

Der große FALKEN BabyKurs
Pflege · Ernährung · Entwicklung · Erziehung
(**4739**-8) Von K. Schutt, ca. 352 Seiten, ca.
400 Farbfotos, gebunden. ●●●

Das Babybuch
Pflege · Ernährung · Entwicklung
(**0531**-8) Von A. Burkert, 96 Seiten, 76 zweifarbige Zeichnungen, 22 s/w-Zeichnungen,
kartoniert. ●●

Babyfitneß
Massage, Spiele, Gymnastik und Schwimmen
für Kinder im 1. Lebensjahr
(**1034**-6) Von G. Zeiß, 112 Seiten, 179 zweifarbige Illustrationen, , kartoniert. ●●

Wenn Kinder krank werden
Medizinischer Ratgeber für Eltern
(**4240**-X) Von B. Nees-Delaval, 232 Seiten,
163 Zeichnungen, Pappband. ●●●

Keinen Mann um jeden Preis
Das neue Selbstverständnis der Frau in der
Partnerbeziehung
(**4440**-2) Von Shere Hite, Kate Colleran,
208 Seiten, Pappband. ●●●

Total verknallt . . . und keine Ahnung?
Alles über Liebe, Sex und Zärtlichkeit
(**1024**-9) Von H. Bruckner, R. Rathgeber,
104 S., 38 Abbildungen, kartoniert. ●●

Streicheleinheiten für Körper und Seele
Partnermassage
(**4444**-5) Von Chr. Unseld-Baumanns, 136 S.,
145 Farbfotos, Pappband. ●●●●

Partner gesucht
Die besten Tips und Strategien fürs Kennenlernen
(**1481**-3) Von Dr. C. Harmsen, 128 Seiten,
kartoniert. ●●

freundin Ratgeber
Glück braucht Mut
Die Psycho-Logik des Jens Corssen
(**1176**-8) Von J. Corssen, B. Schmidt, 160 S.,
kartoniert. ●●

freundin Ratgeber
Die faire Trennung
Wie man mit Anstand auseinandergeht
(**1477**-5) Von I. Weber, ca. 144 S., kart. ●●

Angst und Panik
Ursachen · Symptome · Therapie
(**1422**-8) Von Prof. Dr. H.-R. Lückert, 176 S.,
kartoniert. ●●●

Wörterbuch der Medizin
(**4535**-2) 400 Seiten, 229 Farbfotos,
Pappband. ●●●●

Bildatlas des menschlichen Körpers
(**4177**-2) Von G. Pogliani, V. Vannini,
112 Seiten, 402 Farbabbildungen, 28
s/w-Fotos,
Pappband. ●●●●

Richtig essen bei
Nahrungsmittelallergien
(**4745**-2) Von Dr. med. C. Thiel, A. Ilies, 128 S.,
ca. 90 Farbf., gebunden. ●●●

Nahrungsmittelallergien
So ernähren Sie sich richtig!
(**0913**-5) Von Priv.-Doz. Dr. med. Dr. med.
habil. J. von Mayenburg, Prof. Dr. med. Dr.
phil. S. Borelli, E. Polster, 136 S., kart. ●●

Neurodermitis
Ursachen · Ganzheitliche Behandlung · Selbsthilfe
(**1218**-7) Von Prof. Dr. med. Dr. phil. S. Borelli,
144 S., kartoniert. ●●

Bluthochdruck
Risikofaktoren · Vorbeugung · Behandlung
(**1125**-3) Von Prof. Dr. med. G. Klaus,
R. Unsorg, G. Leibold, 152 S., 25 Farbfotos,
22 Farbzeichnungen, kartoniert. ●●●

Arteriosklerose
Risikofaktoren/Vorbeugung/Therapie
Richtige Ernährung bei erhöhtem Cholesterinspiegel
(**1020**-6) Von Prof. Dr. med. G. Assmann,
Dr. troph. U. Wahrburg, 192 S., 84 farb. Abb.,
4 s/w-Zeichnungen, kartoniert. ●●●

Asthma
Pseudokrupp, Bronchitis und Lungenemphysem
Krankheitsbilder · Diagnose · Therapie
(**1126**-1) Von Prof. Dr. med. W. Schmidt,
S. Ertelt, 152 S., 110 zweif. Zeichn., kart. ●●●

Risiko Herzinfarkt
Empfohlen von der Deutschen Herzstiftung
(**1217**-9) Von C. Halhuber, M. J. Halhuber,
152 S., 38 Farb- und 8 s/w-Zeichnungen,
kartoniert. ●●●

So arbeitet das Immunsystem
Funktionsweise · Störungen · Natürliche
Stärkung
(**1253**-5) Von V. Friebel, J. Ledvina, A. Roßmeier, 168 S., 18 Farbtafeln, 38 zweifarbige
Zeichnungen, kartoniert. ●●●

Diabetes
Krankheitsbild, Therapie, Kontrollen,
Schwangerschaft, Sport, Urlaub, Alltagsprobleme. Neueste Erkenntnisse der Diabetesforschung. (**0895**-3) Von Dr. med. H. J.
Krönke, 120 S., 4 Farbtafeln, 14 s/w-Fotos,
13 s/w-Zeichnungen, kartoniert. ●●●

AOK-Bibliothek
Gesunde Haut
Ratgeber für Pflege und Gesundheit
(**1468**-6) Von Dr. med. J. Müller und Dr. med.
K.-U. Schmidt, ca. 112 Seiten, zahlr. Abbildungen, durchgehend vierfarbig, kart. ●●●

Naturkosmetik
Die Grundlagen gesunder und natürlicher
Hautpflege.
(**1080**-X) Von N. E. Haas, 120 Seiten, 63 Farbabbildungen, kartoniert. ●●

Die sanfte Art des Heilens
Homöopathie
Praktische Anwendung und Arzneimittellehre
(**4418**-X) Von J. H. P. Kreuter, 216 S., 49 Zeichnungen, Pappband. ●●●

Aromatherapie
Gesundheit und Entspannung durch ätherische Öle.
(**1131**-8) Von K. Schutt, 96 S., 40 zweifarbige
Abbildungen, kartoniert. ●●

Heilatmen
Ein Weg zu Lebenskraft und innerer
Harmonie
(**1047**-8) Von K. Schutt, 112 S., 57 zweifarbige
Abbildungen, kartoniert. ●●

Bewährte Naturheilverfahren bei
Herz-Kreislauf-Erkrankungen
(**1084**-2) Von Dr. med. O. Wolff, G. Leibold,
104 Seiten, kartoniert. ●

Risiko Herzinfarkt
(**1217**-9) Von Dr. C. Halhuber, Prof. Dr. M. J.
Halhuber, 160 S., durchgehend zweifarbig,
kartoniert. ●●●

Krebsangst und Krebs behandeln
Mit einem Vorwort von Prof. Dr. med. Friedrich Douwes.
(**0839**-2) Von G. Leibold, 104 Seiten,
kartoniert. ●

Bewährte Naturheilverfahren bei
Krebs
(**1082**-6) Hrsg. H.-R. Heiligtag, 88 Seiten,
kartoniert. ●

Heilen mit Blütenenergien
nach Dr. Bach
(**1141**-5) Von J. Wenzel, ca. 96 S., kartoniert. ●

Bewährte Naturheilverfahren bei
Migräne und Schlafstörungen
(**1081**-8) Von G. Leibold, Dr. med. H. Chr.
Scheiner, 112 Seiten, kartoniert. ●

Gesunder Schlaf
Schlafstörungen ohne Medikamente erfolgreich behandeln.
(**1036**-2) Von Dr. D. H. Alke, 88 S., 22 s/w-Abb.,
mit Audiokassette, kartoniert. ●●●

Natürliche Behandlungsmethoden bei
Rückenschmerzen
Massage · Gymnastik · Entspannung
(**4447**-X) Von Prof. Dr. med. H. Hess, K. Eder,
H.-J. Montag, K. Schutt, 152 S., 168 Farbbildungen, Pappband. ●●●

TELE-Rückenschule
Wohlbefinden durch bewußte Körpererfahrung
(**1310**-8) Von K. Haak, 64 S., 19 Farb-,
24 s/w-Fotos, 24 Zeichnungen, 2 Ausklapptafeln, mit Audiokassette, kartoniert. ●●●●

TELE-Rückenschule
Wohlbefinden durch bewußte Körpererfahrung
Videokassette (**6108**-0) VHS, ca. 60 Min., in
Farbe, mit Broschüre. ●●●●*

Rheuma behandeln und lindern
Mit einem Vorwort von Dr. med. Max-Otto
Bruker.
(**0836**-8) Von G. Leibold, 96 Seiten,
kartoniert. ●

Besser sehen durch Augentraining
Ein Gesundheitsprogramm zur Verbesserung
des Sehvermögens.
(**0914**-3) Von K. Schutt, B. Rumpler, 96 S.,
32 s/w-Zeichnungen, kartoniert. ●●

So arbeitet das
Immunsystem
(**1253**-5) Von V. Friebel, I. Ledvina, A. Roßmeier, 192 Seiten, durchgehend zweifarbig,
kartoniert. ●●●

14

Allergien behandeln und lindern
Mit einem Vorwort von Prof. Dr. med. Axel Stemmann.
(0840-6) Von G. Leibold, 96 Seiten, 4 Zeichnungen, kartoniert. ●

Enzyme
Vitalstoffe für die Gesundheit
(0677-2) Von G. Leibold, 96 S., kartoniert. ●

Besser leben durch Fasten
(0841-4) Von G. Leibold, 96 S., kartoniert. ●

Massagetechniken und Heilanzeigen
Reflexzonentherapie
(4404-6) Von G. Leibold, 128 Seiten, 53 Farbzeichnungen, Pappband. ●●●

Akupressur zur Eigenbehandlung
(0417-6) Von G. Leibold, 112 S., 78 Abb., kartoniert.●

Shiatsu-Massage
Harmonisierung der Energieströme im Körper
(0615-2) Von G. Leibold, 196 S., 180 Abb., kartoniert. ●●●

Fußsohlenmassage
Heilanzeigen · Technik · Selbsthilfe
(0714-0) Von G. Leibold, 96 S., 38 Zeichnungen, kartoniert. ●

Entspannung und Schmerzlinderung durch
Massage
(0750-7) Von B. Rumpler, K. Schutt, 112 S., 116 zweifarbige Zeichnungen, kartoniert. ●

Gesundheit und Entspannung durch
Massage
(1317-5) Von K. Schutt, 168 S., 126 Farbfotos., 61 Farbzeichnungen, kartoniert. ●●●

Gesundheit für Körper und Seele
Entspannung
(1471-6) Von K. Schutt, ca. 80 Seiten, durchgehend zweifarbig, kartoniert, Audiokassette ca. 60 Minuten Laufzeit. ●●●●

Entspannung
(0834-1) Von Dr. Med. Chr. Schenk, 88 S., 29 Zeichnungen, kartoniert. ●

Autogenes Training
Ein Programm zur Streßbewältigung
(1278-0) Von Dr. P. Kruse, B. Pavlekovic, K. Haak, 112 S., durchgehend zweifarbig, kartoniert. ●●●

Erfolg und Lebensfreude durch
Autogenes Training und Psychokybernetik
(1035-4) Von D. H. Alke, 80 Seiten, 2 s/w-Zeichnungen, mit Audiokassette, kartoniert. ●●●

Chinesisches Schattenboxen
Tai-Ji-Quan
für geistige und körperliche Harmonie
(0850-3) Von F.T. Lie, 120 S., 221 s/w-Fotos, 9 s/w-Zeichnungen, Beilage: 1 s/w-Poster mit zahlreichen Abbildungen, kartoniert. ●●

AOK-Bibliothek
Qi-Gong im Alltag
Chinesische Atem- und Bewegungsübungen
(1316-7) Von L. U. Schoefer, ca. 80 Seiten, durchgehend vierfarbig, zahlreiche Fotos, kartoniert. ●●

AOK-Bibliothek
Qi-Gong im Alltag
Chinesische Atem- und Bewegungsübungen
(1427-9) Von L. U. Schoefer, ca. 80 Seiten, durchgehend vierfarbig, zahlreiche Fotos, kartoniert, mit Audiokassette. ●●●●

AOK-Videothek
Qi-Gong im Alltag
Chinesische Atem- und Bewegungsübungen
(6179-X) Von L. U. Schoefer, ca. 60 Minuten Laufzeit. ●●●●

Yoga für jeden
(1277-2) Von K. Zebroff, 144 Seiten, Spiralbindung, durchgehend vierfarbig, kartoniert. ●●●

Yoga
Weg zur Harmonie
(4417-8) Von A. Harf, W. von Rohr, 176 S., 171 Farbf., 12 s/w-Zeichn., Pappband. ●●●●

Yoga gegen Haltungsschäden und Rückenschmerzen
(0394-3) Von A. Raab, 104 S., 215 Abb., kart. ●

AOK-Bibliothek
Radwandern
für die Gesundheit
(1369-8) Von S. Kälberer, J.–U. Knoll, 128 S., 126 Farbfotos, kartoniert. ●●●

AOK-Bilbliothek
Osteoporose
Vorbeugen · Diagnose · Behandlung
(1371-X) Von A. Baumgarten, 96 S., 74 Farbfotos, 17 Farbzeichn., kartoniert. ●●●

AOK-Bibliothek
Erkältungskrankheiten
Vorbeugung und Behandlung
(1372-8) Von G. Leibold, 112 S., 74 Farbfotos, 7 Farbzeichn., kartoniert. ●●●

AOK-Bibliothek
Krankenpflege zu Hause
Anleitungen, Tips und Informationen
(1373-6) Von S. Hof, 104 S., 68 Farbfotos, 32 Farbzeichn., kartoniert. ●●●

PfundsKur Kochbuch
(4726-6) Von F. Metzler, 112 S., 81 Farbfotos, Pappband. ●●●

Fit ohne Fett
Die neue PfundsKur
(1370-1) Von Prof. Dr. V. Pudel, 128 Seiten, kartoniert. ●

Die aktuelle
Ballaststofftabelle
(1288-8) Von Dr. H. Oberritter, 80 Seiten, kartoniert. ●

Neue Rezepte für **Diabetiker-Diät**
Vollwertig · abwechslungsreich · kalorienarm
(0418-4) Von M. Oehlrich, 96 S., 8 Farbtafeln, kartoniert. ●

Diät bei Herzkrankheiten und Bluthochdruck
Rezeptteil von B. Zöllner
(3202-1) Von Prof. Dr. med. H. Rottka, 92 S., 4 Farbtafeln, kartoniert. ●●

Diät bei Erkrankungen der Nieren, Harnwege und bei Dialysebehandlung
Rezeptteil von B. Zöllner
(3203-X) Von Prof. Dr. med. Dr. h. c. H. J. Sarre und Prof. Dr. med. R. Kluthe, 96 S., 33 Farbfotos, 1 s/w-Zeichnung, kartoniert. ●●

Diät bei Gicht und Harnsäuresteinen
Rezeptteil von B. Zöllner
(3205-6) Von Prof. Dr. med. N. Zöllner, 112 S., 35 Farbtafeln, kartoniert. ●●

Diät bei Zuckerkrankheit
Rezeptteil von B. Zöllner (3206-4) Von Prof. Dr. med. P. Dieterle, 112 S., 42 Farbfotos, 4 vierfarbige Vignetten, 1 s/w-Zeichnung, kartoniert. ●●

Diät bei erhöhtem Cholesterinspiegel und anderen Fettstoffwechselstörungen
Rezeptteil von B. Zöllner.
(3208-0) Von Prof. Dr. med. G. Wolfram, 102 S., 32 Farbfotos, kartoniert. ●●

Ballaststoffreiche Kost bei Funktionsstörungen des Darms
Rezeptteil von B. Zöllner.
(3212-9) Von Prof. Dr. med. H. Kasper, 96 Seiten, 34 Farbfotos, 1 s/w-Foto, kartoniert. ●●

Diät bei Krankheiten des Magens und Zwölffingerdarms
Rezeptteil von B. Zöllner.
(3201-3) Von Prof. Dr. med. H. Kaess, 96 Seiten, 35 Farbfotos, 1 s/w-Zeichnung, kartoniert. ●●

Diät bei Krankheiten der Gallenblase, Leber und Bauchspeicheldrüse
Rezeptteil von B. Zöllner.
(3207-2) Von Prof. Dr. med. H. Kasper, 88 Seiten, 35 Farbfotos, 1 s/w-Zeichnung, , kartoniert. ●●

Video

Hobby Aquarellmalen
Landschaft und Stilleben
(6022-X) VHS, 40 Min., in Farbe, mit Begleitheft. ●●●●

Hobby Ölmalerei
Landschaft und Stilleben
(6025-4) VHS, 40 Min., in Farbe, mit Begleitheft. ●●●●

Seidenmalerei
leicht gemacht
(6173-0) VHS, ca. 30 Min., in Farbe ●●●●

Basteln mit Kindern
(6041-6) VHS, 60 Min., in Farbe, mit Vorlagen in Originalgröße, mit Begleitheft. ●●●*

Die Modelleisenbahn
Anlagenbau in Modultechnik
(6028-9) VHS, 30 Min., in Farbe. ●●●●*

Golf
(6053-X) VHS, 60 Min., in Farbe, mit Begleitheft. ●●●●●*

Reiten
(6097-1) VHS, ca. 60 Min., in Farbe, mit Begleitbroschüre. ●●●●

Karate
Einführung und Grundtechniken
(6037-8) VHS, ca. 45 Min., in Farbe, mit Begleitbroschüre. ●●●●*

Skigymnastik perfekt
(6052-1) VHS, ca. 60 Min., in Farbe, mit Begleitbroschüre. ●●●●●*

Snowboarding
(6139-0) VHS, ca. 45 Min., in Farbe, mit Broschüre. ●●●●*

Pflanzenjournal
Blumen- und Pflanzenpflege im Jahreslauf
(6036-X) VHS, 30 Minuten, mit Begleitheft. ●●●●*

Schnitt und Pflege
von Bäumen und Sträuchern
(6050-5) VHS, 45 Minuten, in Farbe, mit Begleitheft. ●●●*

Erfolgreiche Streßbewältigung
Autogenes Training
Video 1: Einführung und Kurs
Video 2: Übungen
(6132-3) VHS, jeweils ca. 60 Minuten, in Farbe. ●●●●*

Aktfotografie
Gestaltung/Technik/Spezialeffekte
Interpretationen zu einem unerschöpflichen Thema
(6001-7) VHS, 60 Min., in Farbe, mit Begleitheft. ●●●●

Videografieren perfekt
Profitricks zur Aufnahmetechnik und Nachbearbeitung
(6042-4) VHS, (6044-4) Video 8, 60 Min., in Farbe, mit Begleitheft. ●●●●●*

Besser Videofilmen
(6172-2) VHS, ca. 60 Minuten, in Farbe. ●●●●●*

Top-Form Gymnastik
Ein Bewegungsprogramm für pfundige Leute
(6144-7) VHS, ca. 30 Minuten, in Farbe. ●●●●

Fitt ohne Fett
PfundsKur Video
(6142-0) VHS, ca. 40 Min., in Farbe.●●●*

15

Streicheleinheiten für Körper und Seele
Partnermassage
(**6051**-3) VHS, 45 Min., in Farbe, mit Begleitheft. ●●●●˙

Tele Partner Massage
Zärtliche Entspannung zu zweit
(**6131**-5) VHS, ca. 60 Minuten, in Farbe.
●●●●˙

Sinnliche Stunden
(**6099**-8) VHS, ca. 60 Min., in Farbe, mit Begleitbroschüre. ●●●●●˙

Nie wieder rauchen
(**6100**-5) VHS, ca. 45 Min., in Farbe, mit Begleitbroschüre. ●●●●˙

New York
(**6151**-X) VHS, ca. 60 Min., in Farbe. ●●●●˙

Kalifornien
(**6152**-8) VHS, ca. 60 Min., in Farbe. ●●●●˙

USA Südwest
(**6153**-6) VHS, ca. 60 Min., in Farbe. ●●●●˙

Florida
(**6154**-4) VHS, ca. 60 Min., in Farbe. ●●●●˙

Hawaii
(**6164**-1) VHS, ca. 60 Min., in Farbe. ●●●●˙

Irland
(**6167**-6) VHS, ca. 60 Min., in Farbe. ●●●●˙

Norwegen
(**6161**-7) VHS, ca. 60 Min., in Farbe. ●●●●˙

Kanarische Inseln
(**6162**-5) VHS, ca. 60 Min., in Farbe. ●●●●˙

Mallorca
(**6143**-9) VHS, ca. 60 Min., in Farbe. ●●●●˙

Toscana
(**6148**-X) VHS, ca. 60 Min., in Farbe. ●●●●˙

Rom
(**6145**-5) VHS, ca. 60 Min., in Farbe. ●●●●˙

Venedig
(**6146**-3) VHS, ca. 60 Min., in Farbe. ●●●●˙

Florenz
(**6147**-1) VHS, ca. 60 Min., in Farbe. ●●●●˙

Paris
(**6157**-9) VHS, ca. 60 Min., in Farbe. ●●●●˙

Wien
(**6158**-7) VHS, ca. 60 Min., in Farbe. ●●●●˙

London
(**6159**-5) VHS, ca. 60 Min., in Farbe. ●●●●˙

Prag
(**6165**-X) VHS, ca. 60 Min., in Farbe. ●●●●˙

Griechische Inseln
(**6166**-8) VHS, ca. 60 Min., in Farbe. ●●●●˙

Kuba
(**6150**-1) VHS, ca. 60 Min., in Farbe. ●●●●˙

Dominikanische Republik
(**6163**-3) VHS, ca. 60 Min., in Farbe. ●●●●˙

Malediven
(**6156**-0) VHS, ca. 60 Min., in Farbe. ●●●●˙

Bali
(**6149**-8) VHS, ca. 60 Min., in Farbe. ●●●●˙

Thailand
(**6155**-2) VHS, ca. 60 Min., in Farbe. ●●●●˙

Hongkong
(**6160**-9) VHS, ca. 60 Min., in Farbe. ●●●●˙

Berlin
(**6177**-3) Laufzeit ca. 60 Minuten. ●●●●˙

Tunesien
(**6174**-9) Laufzeit ca. 60 Minuten. ●●●●˙

Kanada
(**6178**-1) Laufzeit ca. 60 Minuten. ●●●●˙

Bestellschein

Erfüllungsort und Gerichtsstand für Vollkaufleute ist der jeweilige Sitz der Lieferfirma. Für alle übrigen Kunden gilt dieser Gerichtsstand für das Mahnverfahren. Falls durch besondere Umstände Preisänderungen notwendig werden, erfolgt Auftragserledigung zu dem bei der Lieferung gültigen Preis.

Ich bestelle hiermit aus dem Falken-Verlag GmbH, Postfach 11 20, D-65521 Niedernhausen/Ts., durch die Buchhandlung:

_____

Ex. _____

Ex. _____

Ex. _____

Ex. _____

Name: _____   Datum: _____

Straße: _____

Ort: _____   Unterschrift: _____

_____

Die hier vorgestellten Bücher, Videokassetten und Software sind in folgende Preisgruppen unterteilt:

●   Preisgruppe bis   DM 10,–/S 79,–/SFr 11,–   ●●● Preisgruppe über DM 20,– bis DM 30,–   ●●●● Preisgruppe über DM 30,– bis DM 50,–
●● Preisgruppe über   DM 10,– bis DM 20,–   S 161,– bis S 240,–   S 241,– bis S 400,–
                        S 80,– bis S 160,–   SFr 21,– bis SFr 30,–   SFr 30,– bis SFr 50,–
                        SFr 10,– bis SFr 21,–   ●●●●● Preisgruppe über DM 50,–/S 401,–/SFr 50,–   ˙(unverbindliche Preisempfehlung)

Die Preise entsprechen dem Status beim Druck dieses Verzeichnisses (s. Seite 1) – Änderungen, im besonderen der Preise, vorbehalten –

Falken-Verlag GmbH · Postfach 1120 ✎FALKEN✎ **D-65521 Niedernhausen/Ts. · Tel.: 0 61 27 / 70 20**